Dr. med. Petra Roßmüller-Meister
Gabriela Schwarz

Das Arthrose-Buch

- **Das können Sie selbst tun**
- **Alle bewährten Behandlungsmethoden der Schulmedizin und Naturheilkunde**

schlütersche

VORWORT

Liebe Leserinnen, liebe Leser,

unsere Gelenke – vor allem Knie, Hüfte und Schulter – stehen unser ganzes Leben lang unter Dauerbelastung. Sie erlauben uns alle Bewegungen und tragen uns von Ort zu Ort. Unsere Gelenke vollbringen sozusagen wahre „mechanische" Wunder. Die Folge dieser stetigen Dauerbelastung macht sich bei nahezu allen Menschen früher oder später bemerkbar: Schmerzhafter Gelenkverschleiß, die Arthrose, ist in Deutschland eine der fünf häufigsten in der Arztpraxis gestellten Diagnosen.

Zwar werden immer wieder neue Erkenntnisse über die Entstehung und den Verlauf der Arthrose publiziert und auch die Heilung scheint immer näher zu rücken, doch aufhalten lässt sich die Erkrankung bis jetzt noch nicht. Allerdings kann das Fortschreiten der Erkrankung deutlich verlangsamt, manchmal sogar gestoppt werden. So vermag die Medizin heute mit den unterschiedlichsten Therapiemethoden die Beschwerden zu lindern und den Betroffenen das Leben zu erleichtern. Dabei sollte der Gelenkersatz am Ende aller Möglichkeiten stehen.

In diesem Ratgeber möchten wir Ihnen nicht nur die Krankheit „Arthrose" und die verschiedenen Behandlungsansätze der Schulmedizin verständlich erklären, sondern auch die von der alternativen Medizin angebotenen Methoden darstellen. Ein weiterer Schwerpunkt des Buches liegt auf der Selbsthilfe: Was können Sie selbst tun, um die Schmerzen und die Bewegungseinschränkungen zu verringern?

Das Fortschreiten der Arthrose kann heute deutlich verlangsamt werden.

Denn wie bei fast keiner anderen Erkrankung hängt es bei der Arthrose ganz entscheidend von dem Patienten selbst ab, wie er die krankheitsbedingten Einschränkungen sein Leben meistert. Und hierbei möchten wir Sie als Betroffenen unterstützen und Ihnen Mut machen! Leben Sie ein schönes Leben – mit oder besser trotz Arthrose!

Ihre
Dr. med. Petra Roßmüller-Meister
Gabriela Schwarz

Selbsthilfe: Ein wichtiger Punkt bei der erfolgreichen Behandlung von Arthrose!

DAS GESUNDE GELENK – AUFBAU UND FUNKTION

Jeder Bestandteil eines gesunden Gelenkes erfüllt eine spezielle Funktion, die für eine schmerzfreie und reibungsarme Bewegungsfähigkeit des jeweiligen Gelenkes sorgt. Wie ein gesundes Gelenk aussieht und welche Aufgaben es erfüllt, erfahren Sie in diesem Kapitel.

Bevor wir Ihnen erklären, was Arthrose ist, möchten wir zunächst Aufbau und Funktion des gesunden Gelenkes darstellen – eine wichtige Voraussetzung dafür, die Arthrose zu verstehen.

Unbewusst bewegen wir uns den ganzen Tag. Wir drehen uns, strecken uns, wir greifen, laufen, gehen oder springen – und das unzählige Male. Unsere Beweglichkeit verdanken wir unseren Gelenken, den beweglichen Verbindungsstücken zwischen den Knochenenden.

Die drei wichtigsten Aufgaben unserer Gelenke:

Ohne Gelenke ist keine Bewegung möglich. Verantwortlich für die Beweglichkeit unserer Gelenke ist die sogenannte Gelenkschmiere, ein Flüssigkeitsfilm, der von der inneren Gelenkschleimhaut gebildet wird (siehe Seite 11).

Gelenke dämpfen harte Bewegungen ab. Dies gelingt ihnen dank des Gelenkknorpels, das ist sozusagen der „Stoßdämpfer" in den Gelenken. Dabei handelt es sich um einen glatten, elastischen Überzug, der das Gelenk schützt und für einen reibungslosen und perfekten Ablauf der Bewegung sorgt. Unterstützt wird der Gelenkknorpel teilweise durch andere Strukturen wie Meniskus etc.

Gelenke geben aber auch Halt. Spezielle Strukturen im Gelenk – Teile der Gelenkkapsel und die Gelenkbänder – können bestimmte Bewegungen erlauben, andere Bewegungen dagegen verhindern. So sind unsere Gelenke gegen falsche Bewegungen geschützt.

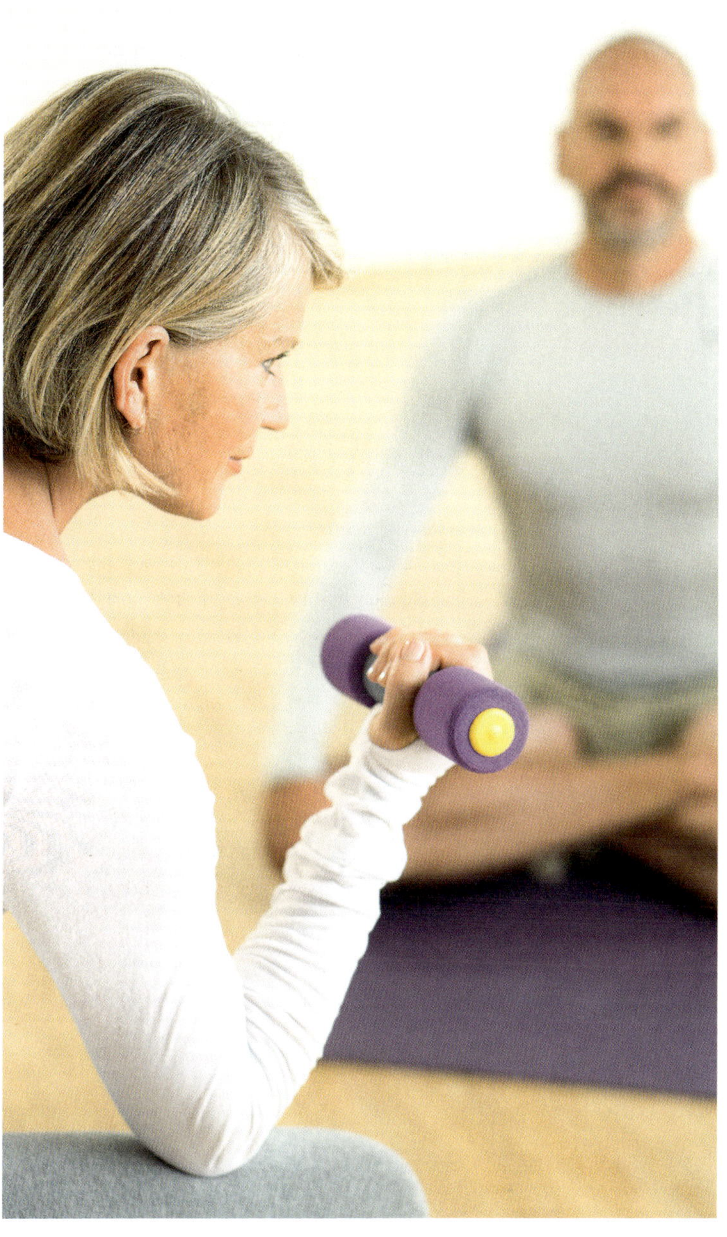

Unsere Beweglichkeit verdanken wir unseren Gelenken.

Der Gelenkknorpel – wichtigster Bestandteil der Gelenke

Zwar sind die Gelenke in Abhängigkeit von ihrer Funktion unterschiedlich aufgebaut, doch liegt immer das gleiche Prinzip zugrunde. So besteht jedes Gelenk aus einem Gelenkkopf und einer Gelenkpfanne. Beide passen ineinander wie der Schlüssel in das Schloss.

Manche Gelenke, beispielsweise das Kniegelenk, verfügen zusätzlich über eine Gelenkzwischenscheibe, den Meniskus. Bänder, Sehnen und Muskeln sichern die Stabilität der Gelenke.

Jedes Gelenk ist von einer sogenannten Gelenkkapsel umgeben. Sie führt das Gelenk und schützt es vor falschen Bewegungen. An dieser Kapsel sitzen die Bänder, die die Bewegungen des Gelenkes sichern.

Aufbau eines Gelenkes

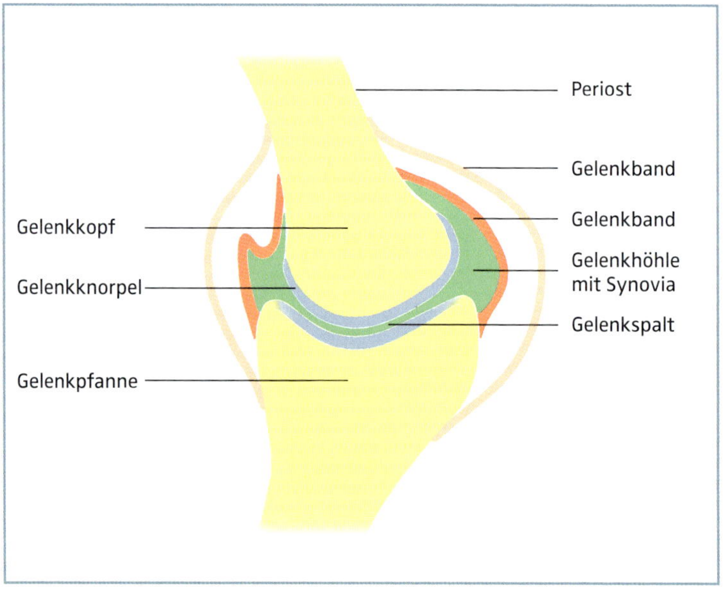

Ausgekleidet sind Gelenkkopf und -pfanne mit einem einzigartigen Gewebe, einer Knorpelschicht, ein wichtiger Teil des Gelenkes von fester, glatter und elastischer Struktur. Diese Schicht dient sozusagen als Puffer zwischen den Knochen. In dieser Funktion mindert sie (aufgrund der besonderen Struktur des Gelenkes) die Reibung zwischen den Gelenkknochen und federt die bei jeder Bewegung auftretenden Erschütterungen ab. Je nach Gelenk weist die Knorpelschicht eine unterschiedliche Dicke auf. So ist die Schicht im Knie-, Hüft- und Sprunggelenk am dicksten, in den Finger- und Zehengelenken dagegen deutlich dünner. Je stärker also die Belastung, der das Gelenk ausgesetzt ist, desto dicker ist auch die Knorpelschicht. In dieser Schicht liegen weder Gefäße noch Nerven, das bedeutet, der Knorpel kann sich selbst nicht ernähren.

Beim Gelenkknorpel handelt es sich um einen sogenannten hyalinen Knorpel, ausgestattet mit einer starken Fähigkeit zur Wasserbindung. Dies sorgt dafür, dass er elastisch und flexibel bleibt. Der Anteil an Zellen in diesem Knorpel ist äußerst niedrig und liegt nur zwischen einem und zehn Prozent. Aufgrund dieser geringen Zellzahl ist das Heilungsvermögen des Gelenkknorpels erheblich eingeschränkt. Den Rest des Gewebes bildet die Knorpelmatrix, eine Art Bindegewebe.

Für den optimalen und problemlosen Ablauf einer Bewegung ist die zähe Gelenkschmiere verantwortlich, auch Gelenkflüssigkeit oder Synovialflüssigkeit genannt. Sie wird von der Gelenkschleimhaut (medizinisch: Synovialis), der innersten Schicht der Gelenkkapsel gebildet und liegt auf dem Gelenkkopf und der Gelenkpfanne, wo sie für die reibungslose Zusammenarbeit der beiden Gelenkbestandteile sorgt. Außerdem versorgt die ständig erneuerte Gelenkflüssigkeit den Gelenkknorpel mit allen Nährstoffen und garantiert so die ständige Produktion von für den Knorpelaufbau wichtigen Substanzen. Schließlich ist sie auch für den Abtransport der Abbauprodukte des Gelenkknorpels zustän-

!

Der Gelenkknorpel federt den Druck der aufeinandertreffenden Knochen ab und verteilt ihn gleichmäßig.

Rechtes Kniegelenk gebeugt von vorn und seitlich

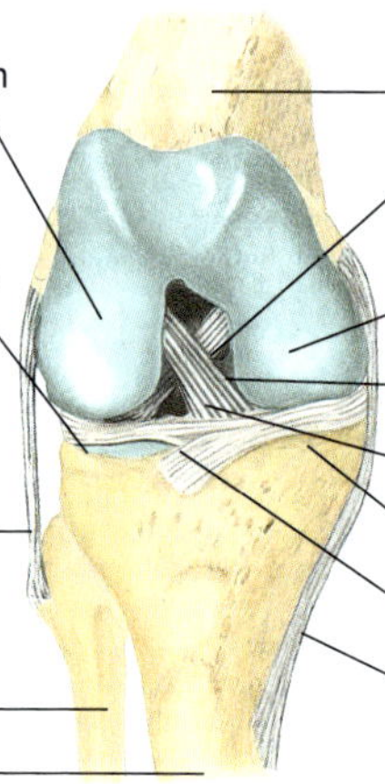

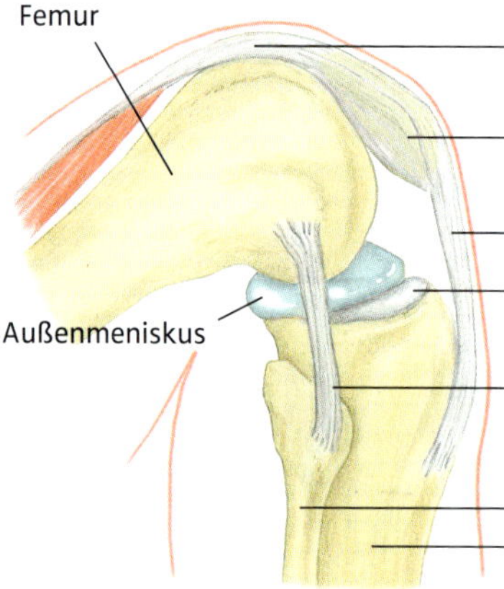

dig. Dieses Zusammenspiel funktioniert jedoch nur dann, wenn das Gelenk regelmäßig bewegt wird. Geschieht dies nicht, wird nicht ausreichend Gelenkflüssigkeit gebildet. In der Folge gelangen nicht ausreichend Nährstoffen zum Gelenkknorpel, er wird dünn und brüchig und kann seine Aufgabe als Puffer nicht mehr erfüllen.

!

Ohne regelmäßige Bewegung wird keine Gelenkflüssigkeit gebildet.

Ein gesundes Gelenk „schmiert sich selbst"! Dazu saugt sich der Gelenkknorpel bei Entlastung ähnlich wie ein Schwamm mit der Gelenkflüssigkeit voll. Unter Belastung wird diese Flüssigkeit wieder aus dem Gelenkknorpel herausgepresst, und zwar dort am stärksten, wo die höchste Belastung vorliegt. Bei diesem Vorgang trennt die Gelenkflüssigkeit die Gelenkteile voneinander, es entsteht ein Gleitfilm.

So bleibt der Gelenkknorpel gesund

Ein gesunder Gelenkknorpel braucht eine gesunde Gelenkflüssigkeit, denn diese versorgt ihn mit allen Nährstoffen. Achten Sie deshalb immer auf eine vollwertige und ausgewogene Ernährung, die dem Körper Vitamine, Mineralstoffe und Spurenelemente liefert.

Wichtig ist aber auch, dass Sie sich regelmäßig bewegen, ohne dabei die Gelenke außergewöhnlich zu belasten. Dazu eignen sich Sportarten wir Schwimmen, Radfahren in der Ebene oder Walken. So wird der Stoffwechsel aktiviert, der nicht nur dafür verantwortlich ist, dass der Körper alle Nährstoffe aufnimmt, sondern auch alle Abfallprodukte und Schlacken abtransportiert. Bewegung ist aber auch notwendig, damit ausreichend Gelenkschmiere gebildet wird.

Bauen Sie, wenn nötig, Übergewicht ab! Jedes Kilogramm zu viel belastet den Gelenkknorpel zusätzlich und forciert seine vorzeitige Abnutzung.

Die verschiedenen Gelenktypen

Je nach Funktion weisen unsere Gelenke einen unterschiedlichen Aufbau auf. Verschiedene Bewegungsachsen ermöglichen verschiedene Bewegungen. So erlauben Scharniergelenke Bewegungen nur um eine Achse, vergleichbar mit den Scharnieren an Türen. Kugelgelenke besitzen dagegen eine deutlich größere Beweglichkeit, denn mit ihnen ist eine Bewegung um drei Achsen möglich. Hier nun die verschiedenen Gelenktypen im Einzelnen.

Das Kugelgelenk

Das Kugelgelenk ist das beweglichste Gelenk. Es besitzt einen kugelförmigen Gelenkkopf und eine hohle kugelförmige Gelenkpfanne. Aufgrund dieses Aufbaus werden Bewegungen in sechs verschiedene Richtungen ermöglicht: nach vorn und hinten, nach rechts und links sowie das Ein- und Ausdrehen. Ein Beispiel dafür ist das Hüftgelenk: So können wir unsere Beine nach vorn und hinten sowie nach rechts und links bewegen, wir können sie ebenso nach innen und außen drehen. Auch bei der Schulter handelt es sich um ein Kugelgelenk.

!

Das Kugelgelenk ist nach sechs Seiten beweglich, das Zapfengelenk dagegen ermöglicht nur eine Drehbewegung.

Das Eigelenk

Das Eigelenk ist zweiachsig. Es besteht aus einem eiförmigen Gelenkkopf und einer hohlen eiförmigen Gelenkpfanne. Mit einem Eigelenk kann man Beuge- und Streckbewegungen ausführen und Bewegungen von einer Seite zur anderen. Ein Beispiel für ein Eigelenk ist das Handgelenk: Unsere Hand kann man beugen und strecken, sie lässt sich nach rechts oder links bewegen und auch drehen. Ein weiteres Beispiel für ein Eigelenk ist der erste Halswirbel, der über ein solches Gelenk mit dem Kopf verbunden ist.

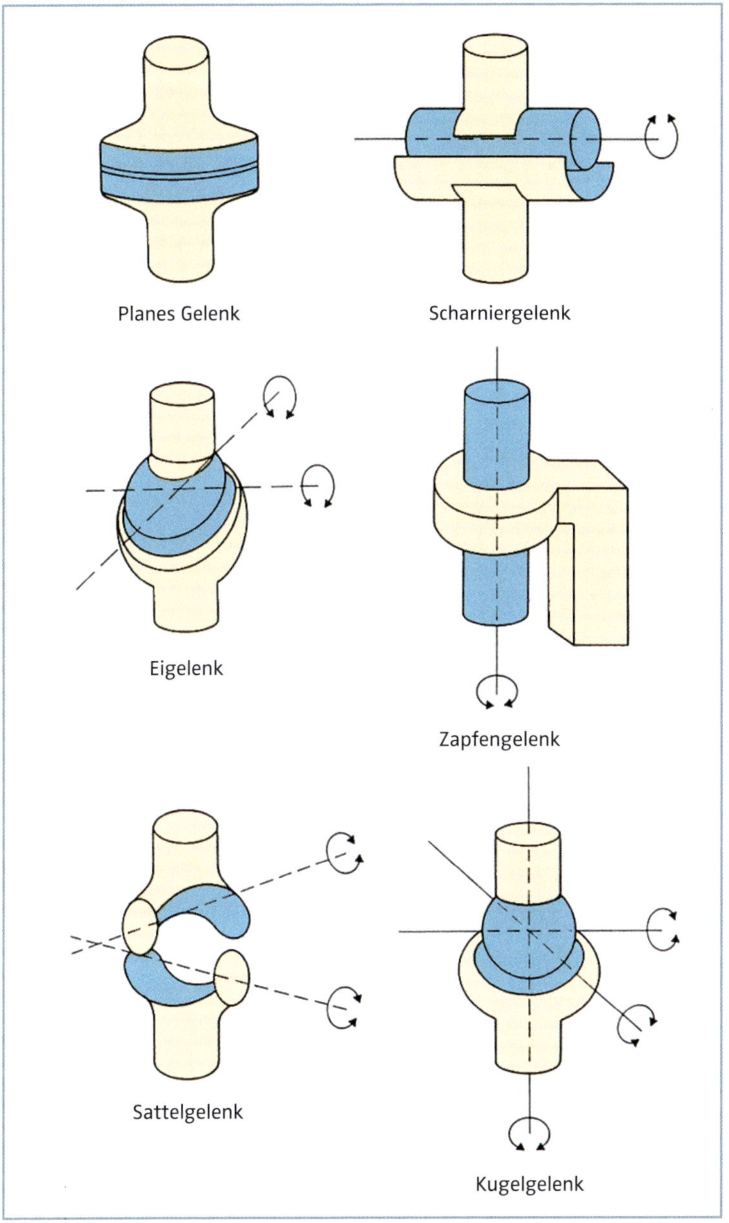

Gelenkformen

!

Der Daumen ist mit einem Sattelgelenk mit der Hand verbunden.

Das Sattelgelenk

Bei diesem Gelenk ähneln sich die beiden Gelenkteile stark. Sie liegen nur versetzt aufeinander. Beide Teile sehen aus wie ein Sattel, der vorn und hinten nach oben ragt und in der Mitte eine Vertiefung hat. Der Daumen ist mit einem solchen Sattelgelenk mit der Hand verbunden. Mit dem Daumen kann man Vor- und Rückwärtsbewegungen sowie Bewegungen von einer Seite zur anderen durchführen.

Das Scharniergelenk

Das Scharniergelenk arbeitet nur in einer Achse und ist deshalb hinsichtlich seiner Beweglichkeit deutlich eingeschränkter als die anderen Gelenke. Es ermöglicht lediglich Bewegungen nach vorn und hinten. Der Gelenkkopf ist länglich und liegt in der Gelenkpfanne wie in einer Rinne. Das Ellenbogengelenk ist ein Scharniergelenk, denn der Unterarm lässt sich nur beugen und strecken. Das größte Scharniergelenk ist das Knie. Genauer gesagt handelt es sich hier um ein Drehscharniergelenk, das Oberschenkelknochen, Schienbein und Kniescheibe miteinander verbindet. Es besitzt eine Beuge- und eine Rotationsachse.

Das Zapfengelenk

Auch ein Zapfengelenk funktioniert einachsig, das heißt, es ist nur eine Drehbewegung (Einwärts- oder Auswärtsbewegung) möglich. Das beste Beispiel für ein solches Gelenk befindet sich am Ellbogen zwischen Speiche und Elle.

ARTHROSE – WAS IST DAS EIGENTLICH?

Der Mediziner bezeichnet als Arthrose einen Gelenkverschleiß, der über das durch die Alterung bedingte Maß hinausgeht. Meist wird Arthrose ausgelöst durch übermäßige Belastung (z. B. Übergewicht), Fehlstellung der Gelenke oder Knochenerkrankungen (z. B. Osteoporose).

Anfangs verläuft die Arthrose schmerzfrei, die Gelenke sind noch voll belastbar.

Bei einer Arthrose handelt es sich um einen (immer weiter fortschreitenden) Verschleiß der Gelenke. Der Mediziner spricht hier von einer „chronisch degenerativen Erkrankung". Betroffen können alle Gelenke sein, doch am häufigsten manifestiert sich die Arthrose an den Knie- und Hüftgelenken, den tragenden Gelenken. Aber auch andere Gelenke wie Schulter- und Fingergelenke sowie die Fußgelenke und die Wirbelsäule können befallen werden.

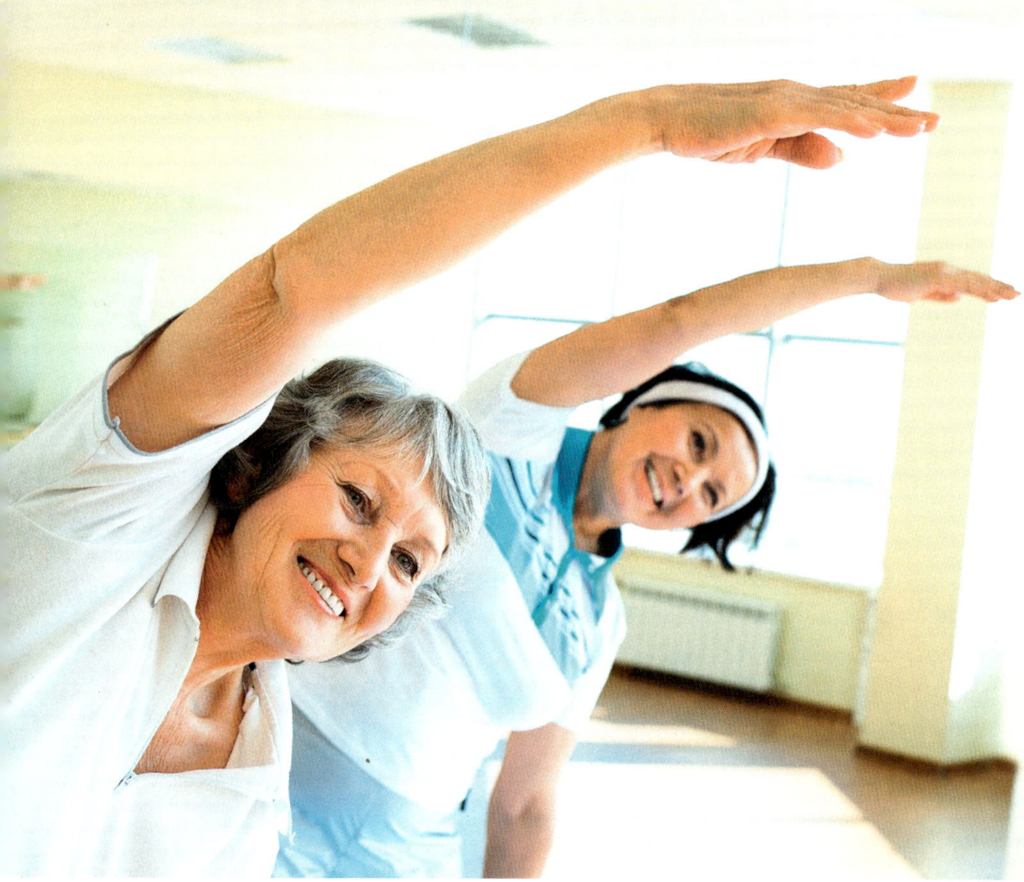

Die Arthrose – eine Volkskrankheit

Rund sechs Millionen Menschen – hauptsächlich Menschen über 60 Jahre – leiden in Deutschland unter dauerhaften Gelenkschmerzen und Bewegungsbeeinträchtigungen aufgrund einer Arthrose, die relativ häufig nicht nur ein, sondern mehrere Gelenke betrifft. Frauen erkranken häufiger als Männer. Weitere 15 Millionen Menschen berichten über zumindest manchmal auftretende Beschwerden. Nach Hochrechnungen des Bundesgesundheitsministeriums liegt in Deutschland sogar bei ungefähr 35 Millionen Menschen potenziell eine Arthrose vor. Aufgrund dieser hohen Zahl der Betroffenen wird die Arthrose heute als „Volkskrankheit“ bezeichnet.

Bereits bei Jüngeren können sich erste Zeichen eines Gelenkverschleißes zeigen. Ursachen sind hier vor allem Zustand nach Unfall- oder Sportverletzungen, starkes Übergewicht sowie Fehl- oder Überbelastungen. Deshalb kann bei einer Arthrose nicht von einer reinen „Alterskrankheit“ gesprochen werden.

!

Bereits mit 40 Jahren zeigen sich bei jedem Zweiten Abnutzungserscheinungen der Gelenkknorpel.

Im Krankheitsverlauf verstärken sich die Schmerzen

Zu Beginn der Erkrankung ist nur der Gelenkknorpel vom Verschleiß gezeichnet. Doch nach und nach werden alle am Gelenkaufbau beteiligten Strukturen – Gelenkschmiere, Gelenkinnenhaut, Gelenkkapsel sowie Bänder und Muskeln – von der Arthrose befallen. Anfangs verläuft die Arthrose schmerzfrei, die Gelenke sind noch voll belastbar.

Im weiteren Verlauf äußert sich die Erkrankung durch die sogenannten Anlaufschmerzen. Dabei handelt es sich um Schmerzen, die bei Beginn einer Bewegung nach einer längeren Ruhepause auftreten, beispielsweise morgens nach dem Aufstehen.

!

In der Anfangsphase kann eine Arthrose noch erheblich verlangsamt werden.

Diese Phase wird als Frühstadium bezeichnet und kann mehrere Jahre andauern. Wird die Arthrose in diesem Stadium vom Arzt festgestellt, kann ihr Verlauf noch erheblich verlangsamt, manchmal sogar gestoppt werden. Schreitet die Arthrose jedoch fort, ohne dass die Ursachen beseitigt werden, machen sich Muskelverspannungen und Bewegungseinschränkungen sowie Schmerzen, auch im Ruhezustand – zum Beispiel nachts im Bett –, bemerkbar. Häufig entzündet sich das betroffene Gelenk und schwillt an. Am Ende des Prozesses stehen die Verformung und Zerstörung des Gelenkes.

Primäre und sekundäre Arthrose

In der Medizin wird zwischen der so genannten primären und der sekundären Arthrose unterschieden. Die primäre Arthrose entwickelt sich ohne ersichtlichen Grund. Hier geht die medizinische Wissenschaft davon aus, dass der Gelenkverschleiß von genetischen, also erblichen Faktoren bestimmt wird. Ein Auslöser für eine primäre Arthrose ist bis heute nicht bekannt. Im Gegensatz dazu kennt man die Ursachen der sekundären Arthrose: Fehl- und Überbelastung, angeborene und erworbene Fehlstellungen, Verletzungen in der Vergangenheit wie Knochenbrüche oder Gelenkkapselrisse, aber auch Übergewicht, Gelenkentzündungen und Stoffwechselstörungen.

Die primäre Arthrose entsteht ohne ersichtlichen Grund. Die sekundäre hat viele Ursachen wie Übergewicht oder Knochenbrüche.

Der Gelenkverschleiß

Eine Arthrose entwickelt sich nicht plötzlich. Diese Erkrankung stellt einen schleichenden Prozess dar, der zumindest anfangs sehr langsam verläuft. Zu Beginn der Erkrankung ist nur der Gelenkknorpel von den degenerativen Veränderungen betroffen. Doch im Lauf der Zeit werden alle am Gelenkaufbau beteiligten Strukturen – Knochen, Gelenkflüssigkeit, Gelenkinnenhaut, Gelenkkapsel, Bänder, Sehen und Muskulatur – von der Erkrankung befallen. Wenn dieser Prozess nicht rechtzeitig durch eine adäquate Behandlung unterbrochen und die Zerstörung des Gelenkes damit aufgehalten wird, schreitet diese immer weiter fort. Im Endstadium der Erkrankung ist dann jede Bewegung mit dem zerstörten Gelenk unmöglich. Hier hilft dann nur noch der Gelenkersatz.

> **!**
> Eine Arthrose entwickelt sich über viele Jahre.

Was passiert im arthrotischen Gelenk?

Die Arthrose verläuft von Mensch zu Mensch sehr unterschiedlich. Häufig bemerken die Betroffenen lange Zeit die Gelenkarthrose nicht, denn diese kann zumindest anfangs ohne Beschwerden oder andere Symptome verlaufen. Erst die weitere Belastung des Gelenkes führt dann zur sogenannten aktivierten Arthrose, also zu einer Entzündung im Gelenk. Die Knorpeloberfläche reißt auf, wird uneben, der Knorpel wird immer unelastischer und dünner.

Im fortgeschrittenen Arthrosestadium ist der Knorpel dann vollständig abgebaut. Damit geht auch seine Eigenschaft als Stoßdämpfer verloren. Die beiden Knochenenden treffen nun direkt aufeinander und reiben bei jeder Belastung aneinander. Damit erhöht sich die Druckbelastung der beiden an das Gelenk angrenzenden Knochen dramatisch. Durch den anhaltenden Ab-

!

Typische Frühsymptome sind Schmerzen im betroffenen Gelenk.

rieb im Gelenk bildet sich eine Entzündung, die sich im Lauf der Erkrankung immer weiter verstärkt. Mit zunehmender Arthrose wird die Bewegungsfreiheit des Gelenkes immer weiter eingeschränkt. Eine völlige Steifigkeit des betroffenen Gelenkes kann die Folge sein. Kurz gesagt ein Kreislauf: Je stärker die Belastung, desto mehr Abrieb und desto heftiger wird die Entzündung. Je massiver die Entzündung, desto mehr wird der Knorpel geschädigt. Je mehr der Knorpel geschädigt wird, desto stärker ist der Knorpelabrieb.

Die Gelenkentzündung und die veränderte mechanische Belastung führen schließlich zu verschiedenen unerwünschten Reaktionen der benachbarten Knochen: Neuer Knochen kann sich wie Auswüchse am Gelenk bilden (sogenannte Osteophyten), der Knochen unter der Knorpelschicht kann sich verdicken (subchondrale Sklerose) oder der Knochen löst sich an stark druckbelasteten Arealen auf (Knochenzysten oder Geröllzysten).

Gesundes Gelenk – Arthritis – Arthrose

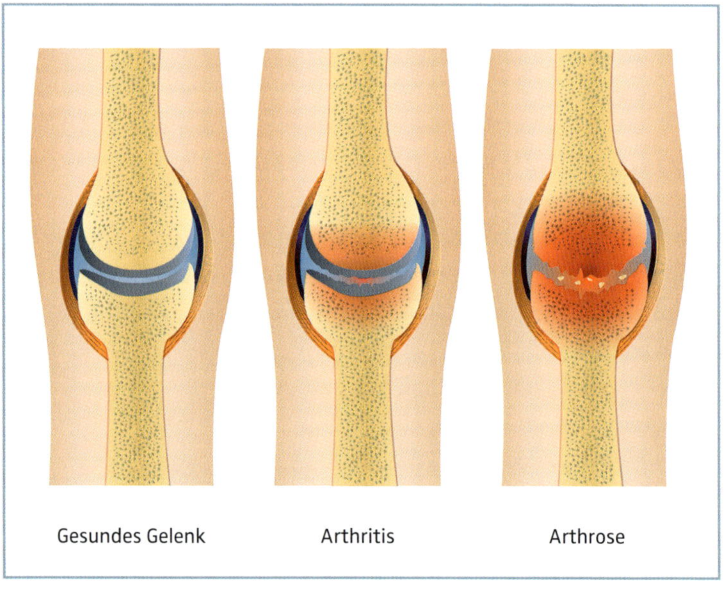

Von Schmerzen bis zur Bewegungsunfähigkeit: Die Symptome einer Arthrose

Wie bereits oben aufgeführt, kann die Arthrose in der ersten Zeit stumm verlaufen, das bedeutet, die betroffenen Patienten verspüren auch bei Belastung des Gelenkes keine Schmerzen. Grund hierfür ist, dass zu Beginn der Erkrankung nur der Knorpel geschädigt ist. Da sich im Knorpelgewebe weder Nerven noch Blutgefäße befinden, ist dieses Gewebe auch nicht schmerzempfindlich. Dies ändert sich jedoch, wenn der Knorpelabrieb weiter voranschreitet: Zunächst werden unbestimmte, diffuse Schmerzen im betroffenen Gelenk verspürt. Sie äußern sich als sogenannte Anlaufschmerzen, die beim Bewegen des Gelenkes nach längeren Ruhephasen auftreten, beispielsweise morgens beim Aufstehen, aber auch nach außergewöhnlicher Belastung und bei Ermüdung. Häufig ist in diesem Krankheitsstadium nur eine bestimmte Bewegung, zum Beispiel das Abwinkeln, Beugen oder Strecken des Knies, mit Schmerzen verbunden. Hinzu kommt dann der Ermüdungs- oder Belastungsschmerz, der entsteht, weil der Körper die durch den Knorpelabrieb anfallenden Gewebs- und Zelltrümmer abbaut. Dazu dienen Enzyme, die ihrerseits selbst den bereits geschädigten Knorpel attackieren und auf diese Weise eine entzündliche Reaktion im Gelenk auslösen können.

!

Eine Arthrose kann in der ersten Zeit unbemerkt verlaufen.

Im fortgeschrittenen Stadium treten die Schmerzen auch in Ruhe, zum Beispiel in der Nacht, auf. Es haben sich Dauerschmerzen entwickelt. Das Gelenk ist entzündet, es wird heiß und schwillt an. Sehr ausgeprägt sind solche Schwellungen bei den Fingergelenken und beim Knie. Dieses Krankheitsstadium wird auch als aktivierte Arthrose bezeichnet (siehe auch Seite 21).

Haben sich die Schmerzen auf das umgebende Gewebe ausgebreitet, ist das ein Zeichen dafür, dass nicht nur das Gelenk, son-

!

Im fortgeschrittenen Stadium wird die Bewegungsfähigkeit des Gelenkes zunehmend beeinträchtigt.

dern auch das umliegende Gewebe von einer Entzündung betroffen ist. Es kann nun zusätzlich zu den sehr starken Schmerzen zu Muskelverspannungen kommen. Auch Sehnen und Bänder verändern sich immer stärker: Das Gelenk wird zunehmend unbeweglicher und steifer. Vor allem beim arthrotischen Kniegelenk werden Stabilitätsverlust sowie ein Abweichen der Gelenkachse – also die Bildung eines X- oder O-Beines – beobachtet.

Ursache und Risikofaktoren einer Arthrose

!

Natürlicher Gelenkverschleiß ist Folge der permanenten Beanspruchung der Gelenke während des Lebens.

Als häufigste Ursachen für die Entstehung einer Arthrose gilt der natürliche Verschleiß bedingt durch Alter, Übergewicht, Fehlhaltungen sowie Unfälle in der Vergangenheit. Ob und wann eine Arthrose als Folge des natürlichen Alterungsprozesses auftreten wird, kann nicht vorausgesehen werden. Dagegen haben viele klinische Untersuchungen aufgezeigt, dass starkes Übergewicht die Entstehung einer Arthrose erheblich forcieren kann. Als ebenso gesichert gilt, dass Fehlhaltungen wie X- oder O-Beine zu einer Arthrose der betroffenen Gelenke führen können. Bei einer solchen Fehlstellung wird das gesamte Gelenk nicht gleichmäßig belastet, stattdessen verteilt sich das Gewicht entweder nur auf die innere oder die äußere Seite des Kniegelenkes. Da Elastizität und Stabilität dieser seitlichen Gelenkstrukturen geringer sind als die des Mittelteils, sind sie für eine Arthrose deutlich anfälliger.

Auch Unfälle in der Vergangenheit gelten als Risikofaktor. Statistische Untersuchungen beweisen, dass bei rund einem Drittel aller Patienten die Arthrose als Spätfolge eines Unfalls anzusehen ist. So stellen beispielsweise Meniskus- und Kreuzbandverletzungen des Knies ein erhebliches Risiko für die Entstehung einer Arthrose dar. Sie verringern die Stabilität des Kniegelenkes und begünstigen so eine frühzeitige Gelenkabnutzung. Wenn Sie solche

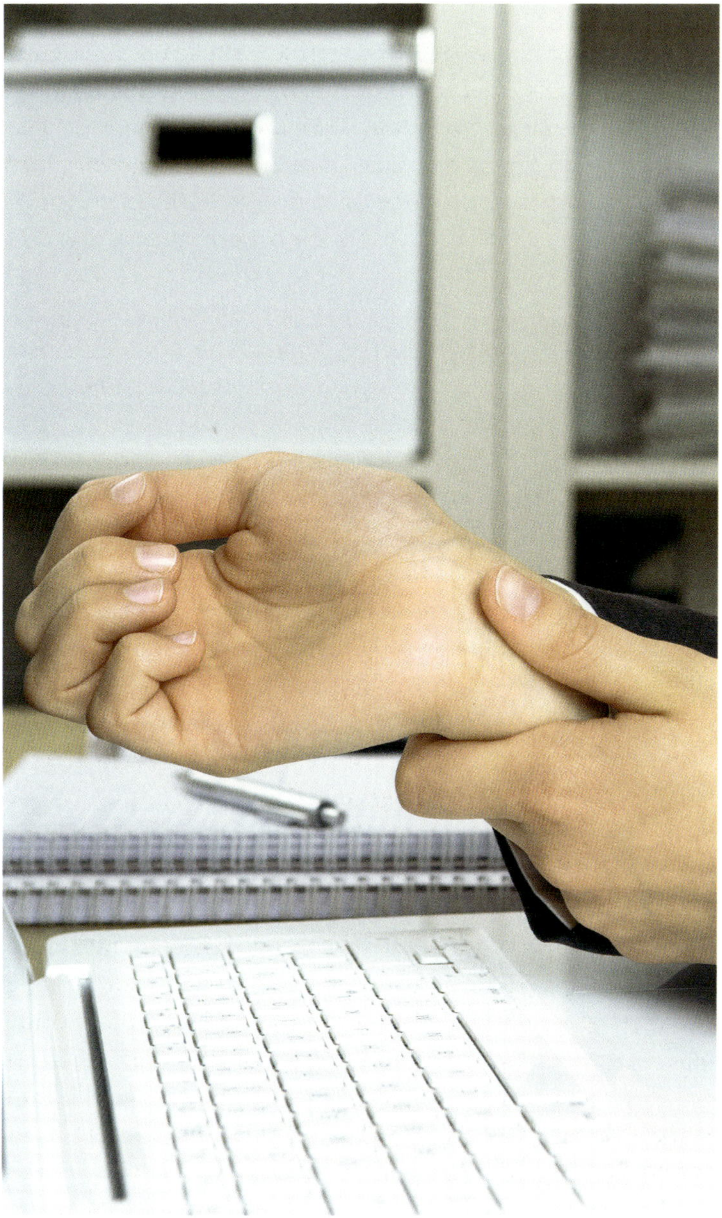

Vor allem nach Unfällen sollten Sie Ihre Gelenke vor Fehlbelastungen schützen.

!

Werden die Gelenke ständig überbelastet, z. B. im Beruf, kommt es häufiger zu Knorpelschäden.

Verletzungen haben, sollten Sie Ihre Gelenke vor starken Über- und Fehlbelastungen schützen.

Auch Knochenbrüche, bei denen die Gelenkflächen beteiligt waren, stellen ein erhöhtes Arthroserisiko dar. Entzündungen im Gelenk müssen ebenfalls als Risikofaktor gewertet werden, denn sie können den Gelenkknorpel relativ schnell zerstören. Solche Entzündungen entstehen meist, wenn Bakterien von außen in das Gelenk gelangen. Dies passiert beispielsweise bei Spritzen in das Gelenk, bei Gelenkspiegelungen oder Operationen.

Ein weiterer Faktor, der die Entstehung einer Arthrose fördern kann, ist mangelnde Bewegung, die dazu führt, dass nicht ausreichend Gelenkflüssigkeit gebildet wird. Fehlt die Bewegung, geht die Produktion dieser für die Funktion des Gelenkes unentbehrlichen Gelenkflüssigkeit zurück, der Gelenkknorpel wird nicht mehr genügend mit Nährstoffen versorgt. Ebenso kann sich eine Arthrose entwickeln, wenn die Gelenke, beispielsweise durch schweren körperlichen Einsatz im Beruf oder durch Extrem- oder Leistungssport, übermäßig stark belastet werden. Ein bekanntes Beispiel hierfür ist der Beruf des Fliesenlegers: In dieser Berufsgruppe werden aufgrund der knienden Tätigkeit deutlich mehr Fälle einer Kniearthrose (Gonarthrose) registriert als in anderen Berufen.

Als weiterer Parameter, der für die Entwicklung einer Arthrose verantwortlich sein kann, werden Hormon- und Stoffwechselstörungen wie Gicht, Diabetes mellitus, eine Über- oder Unterfunktion der Schilddrüse oder die nachlassende Produktion der weiblichen Sexualhormone in den Wechseljahren diskutiert.

So unterschiedlich diese Faktoren, die das Risiko für die Entstehung einer Arthrose erhöhen können, sein mögen, eines haben sie doch gemeinsam: Sie beeinflussen nicht nur die mechanischen Abläufe im Gelenk, sondern wirken sich auch negativ auf den Stoffwechsel des Gelenkknorpels aus.

Diese Faktoren erhöhen das Risiko für die Entwicklung einer Arthrose von Knie-, Hüft- und Schultergelenk:

- Alter
- Angeborene Fehlstellungen wie X- oder O-Beine
- Ständige Überbelastung bzw. einseitige Belastung beim Sport oder im Beruf
- Bewegungsmangel
- Übergewicht
- Gelenkverletzungen in der Vergangenheit
- Entzündungen im Gelenk
- Hormon- oder Stoffwechselstörungen
- Erbliche Veranlagung
- Weibliches Geschlecht (gilt für Arthrose des Knie- und Fingergelenkes).

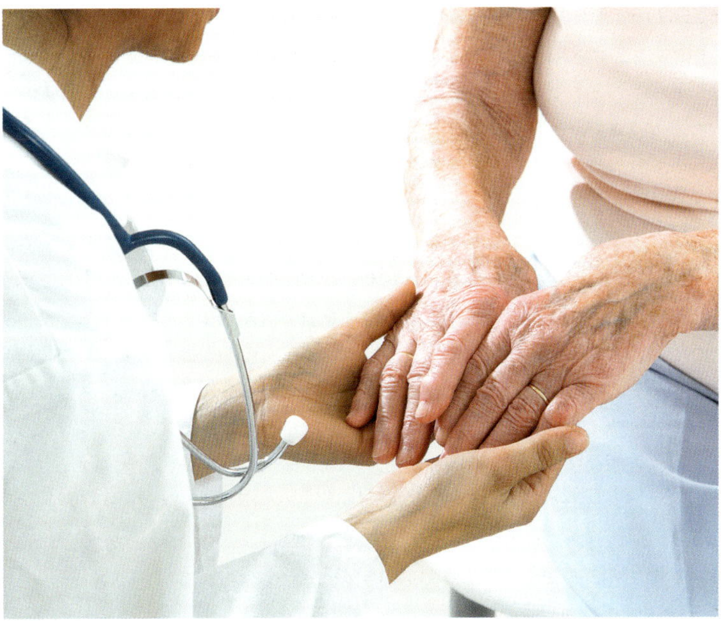

Ob eine Arthrose vorliegt, kann nur der Arzt feststellen.

Welche Gelenke sind betroffen?

Am häufigsten von einer Arthrose betroffen sind das Knie-, Hüft- und Schultergelenk. Hat sich die Entzündung in mehreren Gelenken manifestiert, handelt es sich um eine Polyarthrose.

Das Kniegelenk

> !
> Das Knie ist eines der meistbelasteten Gelenke unseres Körpers.

Unsere Kniegelenke tragen unser gesamtes Gewicht, werden beispielsweise beim Joggen oder Tennisspielen kurzfristig mit einem Vielfachen des Körpergewichtes belastet. Daher ist es nicht verwunderlich, dass das Kniegelenk mit am häufigsten von einer Arthrose betroffen ist. Je nach Studie leiden 27 bis 90 Prozent aller über 60-Jährigen unter der sogenannten Gonarthrose. Umso wichtiger ist es, dass Sie Ihr Kniegelenk schonen, wann immer es möglich ist. Deswegen sollten Sie folgende Regeln beachten:

- Reduzieren Sie eventuell vorhandenes Übergewicht.
- Verringern Sie die Verletzungsgefahr beim Sport durch vorheriges Aufwärmen.
- Auch wenn es die meisten Frauen nicht so gern hören: Meiden Sie Schuhe mit hohen Absätzen, tragen Sie stattdessen Schuhe mit stoßdämpfenden Sohlen und flachen Absätzen.
- Tragen Sie Einlagen, um eventuell vorhandene Fehlstellungen zu korrigieren.
- Legen Sie bei einseitiger Belastung oder extremer sportlicher Betätigung Kniebandagen an.
- Vermeiden Sie tiefe Kniebeugen und langes Stehen.
- Kräftigen Sie die das Knie umgebende Muskulatur durch entsprechende Übungen.

> !
> Setzen Sie das Kniegelenk so selten wie möglich extremen Stoßbelastungen aus.

Das Schultergelenk

Wie bereits auf Seite 14 beschrieben, handelt es sich beim Schultergelenk um ein Kugelgelenk, und zwar um das beweglichste Kugelgelenk. Dadurch können wir unsere Arme über den Kopf

heben sowie zur Seite und nach hinten. Durch eine Schulterarthrose (der Omarthrose) sind so selbstverständliche Handlungen wie das Waschen der Haare unter der Dusche, das Einschlagen eines Nagels in die Wand oder das Anziehen eines Mantels nur unter großen Schmerzen möglich oder können ohne Hilfe überhaupt nicht mehr ausgeführt werden.
Hier einige Verhaltensregeln für ein gesundes Schultergelenk:

- Entlasten Sie mehrmals täglich die Schulter, indem Sie Ihre Arme locker pendeln lassen.
- Strecken Sie Ihre Arme nicht über längere Zeit aus. Dies gilt vor allem beim Tragen schwerer Lasten.
- Treiben Sie keine Sportarten exzessiv, die die Schulter einseitig belasten, beispielsweise Tennis oder Squash.
- Wenn Sie bereits unter vor allem nächtlichen Schulterschmerzen leiden, lassen Sie sich von Ihrem Arzt ein sogenanntes Abspreizkissen für den Arm verordnen.
- Kräftigen Sie die Schultermuskulatur durch entsprechende Übungen.

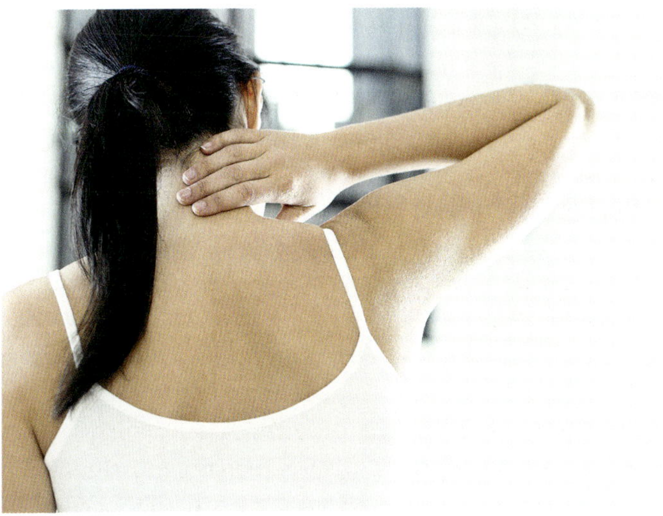

Der Schmerz kann von der Schulter bis in den Oberarm oder die Halsregion ausstrahlen.

Das Hüftgelenk

Auch beim Hüftgelenk handelt es sich um ein Kugelgelenk. Ähnlich wie das Kniegelenk wird es durch das Körpergewicht erheblich belastet. Durch Fehlstellungen, falsche Belastungen oder Verletzungen nutzt sich der Knorpel immer weiter ab, es kommt zur sogenannten Coxarthrose. Damit es erst gar nicht soweit kommt, sollten Sie Ihr Hüftgelenk schonen. Dabei helfen Ihnen folgende Tipps:

- Achten Sie auf eine optimale Körperhaltung, und zwar nicht nur beim Stehen, sondern vor allem auch beim Sitzen.
- Tragen Sie Schuhe mit stoßdämpfenden Sohlen.
- Bauen Sie eventuell vorhandenes Übergewicht ab.
- Vermeiden Sie Fehlbelastungen, zum Beispiel durch einseitiges Heben schwerer Lasten.
- Gehen Sie bewusst, achten Sie auf Stolperfallen in Ihrem Wohnbereich und auch draußen. Denn Knochenbrüche des Beines, vor allem ein Oberschenkelhalsbruch, erhöhen das Risiko für die Entstehung einer Hüftarthrose.
- Lassen Sie eventuell vorhandene Fehlstellungen, beispielsweise eine Hüftdysplasie, korrigieren. Denn auch bei der Hüftarthrose gelten Fehlstellungen als Risikofaktor.
- Kräftigen Sie Ihre Oberschenkel-, Gesäß- und Hüftmuskulatur durch entsprechende Übungen.

> !
>
> Bauen Sie Übergewicht ab, um das Knie- und Hüftgelenk zu entlasten!

Die Hand- und Fingergelenke

Von einer Arthrose in den Hand- und Fingergelenken sind Frauen deutlich häufiger betroffen als Männer. Bei dieser Arthroseform liegt eine hohe erbliche Veranlagung vor. Hauptsächlich betroffen sind die Fingermittelgelenke und Fingerendgelenke, das Daumensattelgelenk und das Handgelenk.

Bei relativ vielen Patienten verläuft die Arthrose der Finger ohne Schmerzen und ohne Beeinträchtigung der Funktion. Doch leider kann gerade diese Arthrose zu heftigsten Schmerzen in den

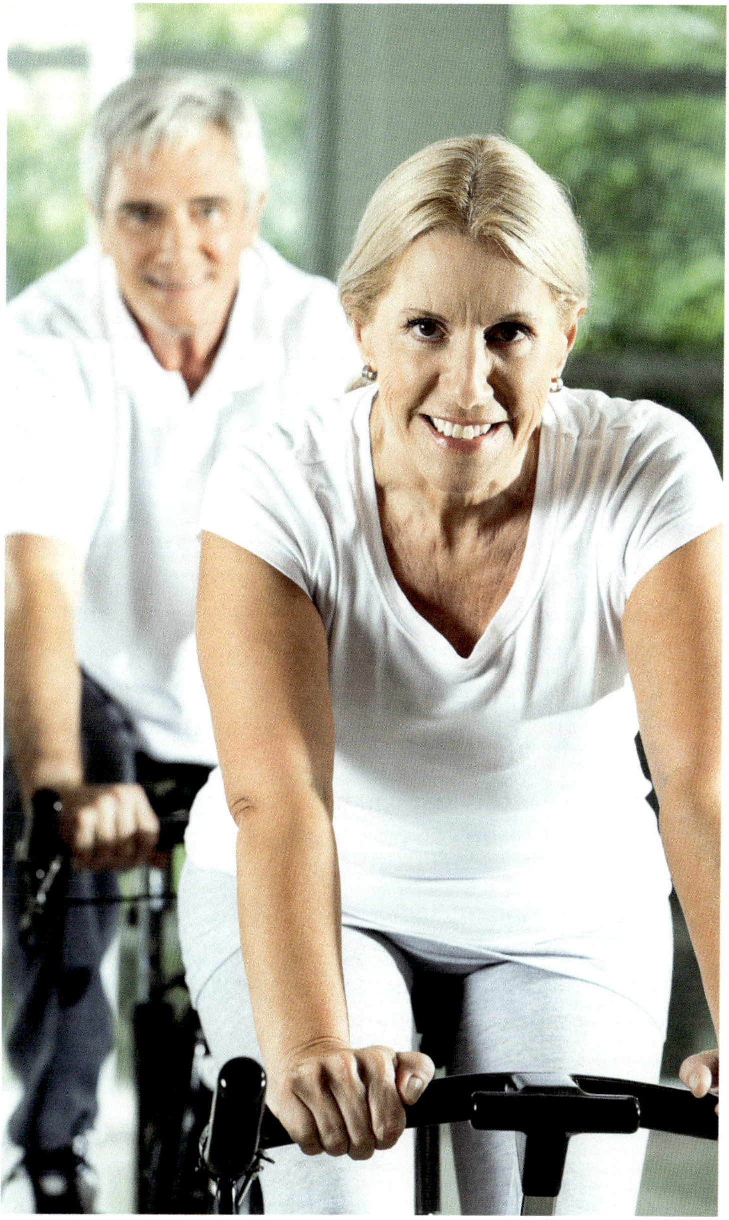

Kräftigungsübungen beugen einer Cox-Arthrose vor.

!

Die Hand- und Fingergelenkarthrose tritt meist zwischen dem 30. und 40. Lebensjahr auf.

Fingergelenken führen. Mit zunehmender Erkrankung können Fehlstellungen durch Gelenkverschleiß auftreten, sodass die Betroffenen unter erheblichen Einschränkungen im Alltag leiden.

Sitzt die Arthrose im Daumensattelgelenk, so geht dies in der Regel mit mehr oder weniger stark ausgeprägten Schmerzen einher. Grund hierfür ist, dass dieses Gelenk das beweglichste Gelenk des Daumens ist und demzufolge an allen Bewegungen der Hand beteiligt ist. So ist es nicht verwunderlich, dass Patienten mit einer Arthrose des Daumensattelgelenkes beispielsweise beim Öffnen von Flaschen, beim Heben schwerer Gegenstände, beim Aufsperren von Türen erheblich beeinträchtigt sind und diese Bewegungen meist nur unter Schmerzen ausführen können.

Bei der Arthrose des Handgelenkes handelt es sich meistens um eine sekundäre Arthrose, also um eine Folgeerkrankung nach Knochenbrüchen. Auch diese Arthroseform ist vor allem im fortgeschrittenen Stadium mit Schmerzen, Schwellungen und Beeinträchtigungen verbunden.

Zwar könnte man einer Arthrose der Finger- und Handgelenke mit Schonung dieser Gelenke bis zu einem gewissen Grad vorbeugen, doch viele Menschen sind darauf angewiesen, beispielsweise täglich am Computer zu arbeiten und Tastatur oder Maus zu bedienen. Ebenso kann man einem Pianisten kaum raten, das Klavierspielen einzuschränken. Deshalb gibt es hier nur einen Tipp:

- Beanspruchen Sie Ihre Finger- und Handgelenk nicht zu stark. Gönnen Sie diesen Gelenken auch mal eine Pause. Dies gilt vor allem für Menschen, die beruflich viel am Computer arbeiten müssen, aber auch für Berufsmusiker, beispielsweise Pianisten, Geigenspieler und Harfenisten.

Die verschiedenen Arthrose-Stadien

Wie bereits auf Seite 19 beschrieben, verläuft jede Arthrose in drei Stadien, die wir Ihnen hier näher beschreiben möchten.

Stadium 1: Aus dem Knorpelschaden wird eine Arthrose

Zu Beginn der Erkrankung ist hauptsächlich der Gelenkknorpel von strukturellen Veränderungen betroffen: Seine Elastizität geht zurück, die Knorpeloberfläche wird rau, es bilden sich Einrisse. Der Arzt spricht hier noch nicht von einer Arthrose, sondern er bezeichnet dieses Frühstadium als Knorpelschaden. Schmerzen treten in diesem Stadium in der Regel noch nicht auf, das heißt, die Erkrankung verläuft stumm. Doch bereits jetzt sind die Gelenkveränderungen deutlich: Die raue Knorpeloberfläche macht reibungslose Bewegungen immer schwieriger. Bei jeder Bewegung können kleine Knorpelteilchen absplittern und in die Gelenkflüssigkeit wandern. Hierauf reagiert die Gelenkhaut wiederum mit einer Entzündung und produziert weniger und hinsichtlich der Qualität geringwertigere Gelenkflüssigkeit.

> **!**
> Der Gelenkverschleiß entwickelt sich langsam und anfangs oft ohne Schmerzen.

Zu diesem Zeitpunkt lässt sich der Knorpelschaden im Röntgenbild nachweisen. Beim Vergleich von alten und aktuellen Röntgenbildern wird meist eine Verkleinerung des Gelenkspaltes zwischen den Knochen festgestellt, da die Knorpelschicht abgenommen hat. Beim Übergang von Stadium 1 zum Stadium 2 hat sich auch der unter dem Knorpel liegende Knochen strukturell verändert, da er wegen des Knorpelschadens einer steigenden Belastung ausgesetzt ist. Das Knochengewebe verdichtet sich, die vorher runden Knochenstrukturen werden flacher. Die Erkrankung hat nun auch den Knochen erreicht, eine Arthrose hat sich manifestiert.

> **!**
> Der Übergang zur Arthrose verläuft fließend. Das Gelenk beginnt anzuschwellen und zu schmerzen.

Stadium 2: Die fortschreitende Zerstörung des Gelenkes

In diesem Stadium wird der Gelenkknorpel immer dünner und brüchiger. An manchen Stellen kann er seine Pufferfunktion überhaupt nicht mehr erfüllen, hier trifft die Belastung direkt auf den Knochen. Als Reaktion auf die stärkere Belastung versucht der Körper, die Oberfläche des Gelenkes zu vergrößern und so der Belastung eine größere „Angriffsfläche" zu bieten. Die Knochenenden werden immer flacher und gleichzeitig breiter. An den Rändern der Gelenkflächen wird neuer Knochen gebildet (sogenannte Osteophyten), der die Beweglichkeit jedoch immer weiter beeinträchtigt. Dieses „neue" Knochengewebe kann bei vielen Arthrose-Patienten getastet werden oder ist manchmal sogar von außen erkennbar. Osteophyten sind im Röntgenbild gut zu erkennen und werden als typisches Arthrose-Merkmal gewertet.

Patienten mit einer Arthrose im Stadium 2 klagen über Schmerzen, zuerst über die sogenannten Anlauf- und Belastungsschmerzen, später auch über Ruhe- und Dauerschmerzen. Es kommt zu einer erheblichen Bewegungseinschränkung, außerdem können die betroffenen Gelenke anschwellen. Die Stabilität des Gelenkes geht zurück, die Gelenkmuskulatur verspannt sich. Wegen der Schmerzen schonen die Patienten das Gelenk, was wiederum zu einem Rückgang des Muskelgewebes und damit zu einem weiteren Stabilitätsverlust führt.

> !
>
> Die Schonung des betroffenen Gelenkes führt wiederum zum Rückgang des Muskelgewebes.

Stadium 3: Der Gelenkknorpel ist vollständig zerstört

In diesem Spätstadium ist die Knorpelschicht vollkommen zerstört. Damit gibt es zwischen den gelenkbildenden Knochenenden auch keine Pufferschicht mehr, sie reiben nun bei jeder Bewegung direkt aufeinander. Häufig ist das Gelenk extrem verdickt. Am Ende dieses Stadiums steht die Bewegungsunfähigkeit, das Gelenk ist steif.

WIE WIRD EINE ARTHROSE DIAGNOSTIZIERT?

Schon im Frühstadium der Arthrose sollten Sie einen Arzt aufsuchen, damit die Erkrankung rechtzeitig erkannt und erfolgreich behandelt werden kann.

Die meisten Arthrose-Patienten suchen den Arzt erst dann auf, wenn Beschwerden oder Beeinträchtigungen aufgetreten sind, das heißt in einem fortgeschrittenen Erkrankungsstadium. Hinweise auf die richtige Diagnose liefern dem Arzt dann die für eine Arthrose typischen Beschwerden des Patienten. Weitere Anhaltspunkte sind das Aussehen der betroffenen Gelenke, beispielsweise Schwellungen, eventuell vorhandene Bewegungseinschränkungen, Schmerzen, Gelenkstabilität, aber auch Hautveränderungen und schmerzempfindliche Druckpunkte. Vor allem bei einer Arthrose des Knie- oder Hüftgelenkes ist das Gangbild des Patienten sehr aussagekräftig.

Das ausführliche Gespräch (Anamnese)

!

Die Anamnese ist ein sehr wichtiges Instrument zur Beurteilung der Symptome.

Jede Diagnose beginnt mit einem ausführlichen „Interview" des Patienten, in dessen Rahmen der Arzt unter anderem die Krankenvorgeschichte des Patienten sowie seine Lebens- und Ernährungsweise systematisch erfragt. Fragen nach der körperlichen Fitness, eventuellem Übergewicht sowie nach Unfällen oder Sportverletzungen in der Vergangenheit und nach ähnlichen Krankheitsverläufen in der näheren Verwandtschaft gehören ebenso zu einer solchen Anamnese wie Fragen zur derzeitigen Medikamenteneinnahme, der maximalen Gehstrecke, der beruflichen Belastung und den momentan ausgeübten Sportarten.

Wichtig für den Arzt ist auch eine genaue Beschreibung des Schmerzes. Dazu gehören Fragen nach der Art, der Dauer und der Intensität. Weitere Hinweise zur Diagnosestellung sind beispielsweise: Wann ist der Schmerz erstmals aufgetreten? Schmerzt das Gelenk nur bei Belastung oder auch in Ruhe? Im Anschluss wird sich der Arzt nach eventuell vorhandenen Bewegungseinschränkungen erkundigen.

Im Anschluss an die Anamnese folgt eine ausführliche Beratung des Patienten durch den Arzt. Dabei stehen folgende Themen im Mittelpunkt:

- Wie verläuft die Erkrankung?
- Wie soll sich der Patient im Alltag verhalten?
- Welchen Einfluss haben die verschiedenen Risikofaktoren wie Übergewicht oder Bewegungsmangel auf die Erkrankung?
- Welcher Belastung darf der Patient seine Gelenke noch aussetzen?

Außerdem wird der Arzt dem Patienten Übungen zur Muskelkräftigung zeigen, aber auch Maßnahmen zur Schonung der Gelenke erläutern. Unter Umständen wird er auch zu einer Gelenkschule raten, in der der Patient lernt, die betroffenen Gelenke richtig zu bewegen, ohne sie einer zu starken Belastung auszusetzen.

Die körperliche Untersuchung

Nach der ausführlichen Befragung steht die ebenso ausführliche körperliche Untersuchung. Hier steht die eingehende Tastuntersuchung (Palpation) des Gelenkes und seiner Umgebung im Vordergrund sowie von Muskelverhärtungen, Ergüssen und Schwellungen. Im fortgeschrittenen Krankheitsstadium lassen sich auch vorhandene Knochenveränderungen ertasten.

> **!** Der Arzt prüft Aussehen und Funktion der Gelenke und testet Beweglichkeit, Krankheitsanzeichen und Einschränkungen.

Von zentraler Bedeutung für eine exakte Diagnose ist die Feststellung von Funktion und Beweglichkeit der einzelnen Gelenke in alle Richtungen. Vor allem bei Verdacht auf eine Knie- oder Hüftarthrose erfolgen eine Bestimmung der Beinlängen sowie die Vermessung der Achse zwecks eventueller Achsenabweichung. Der Arzt prüft Gang und Haltung, um so mögliche Fehlstellungen oder Schonhaltungen zu erkennen. Ebenso werden die Muskelkraft und die Wirbelsäule untersucht.

Um eine Nervenbeteiligung auszuschließen, muss der Arzt die Reaktionsfähigkeit auf bestimmte Reize testen und feststellen, ob der Patient unter Missempfindungen oder Lähmungen leidet.

Die bildgebenden Untersuchungsverfahren

Röntgen

Bei Verdacht auf eine Arthrose wird immer ein Röntgenbild gemacht.

Bei der Diagnose einer Arthrose kann auf bildgebende Verfahren nicht verzichtet werden. An erster Stelle steht hier die Röntgenuntersuchung. Sie macht Veränderung der knöchernen Gelenkform problemlos sichtbar. Der Abstand der Knochen zueinander bzw. ein verschmälerter Gelenkspalt gibt nicht nur Auskunft über

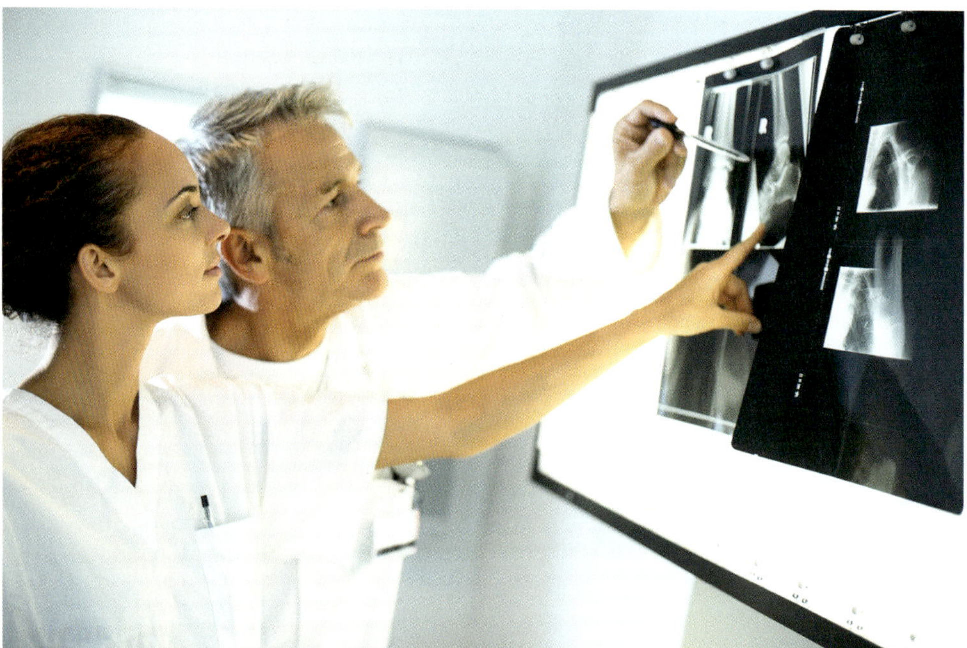

bzw. ein verschmälerter Gelenkspalt gibt nicht nur Auskunft über den Schweregrad der Erkrankung, sondern lässt auch Rückschlüsse über den Zustand des Gelenkknorpels zu. Denn je enger der Gelenkspalt ist, desto weniger Gelenkknorpel ist noch im Gelenk vorhanden und kann dort seine Funktion als Schutzschicht erfüllen, dementsprechend weit fortgeschritten ist die Arthrose.

Außerdem lässt sich im Röntgenbild feststellen, ob der Knochen stierhornartige Ausläufer, sogenannte Osteophyten, gebildet hat oder inwieweit der Knochen unter dem Knorpel verdichtet ist. Auch eventuelle Schäden des unter dem Knorpel liegenden Knochens können im Röntgenbild erkannt werden. Von Nachteil ist jedoch, dass all diese knöchernen Veränderungen im Frühstadium einer Arthrose noch nicht vorhanden und deshalb im Röntgenbild auch noch nicht sichtbar sind.

!

Das Röntgenbild zeigt, wie fortgeschritten die Arthrose ist. Je enger der Gelenkspalt, desto weniger Gelenkknorpel ist noch vorhanden.

Ultraschall (Sonografie)

Bei Gelenkerkrankungen wie der Arthrose stellt die Ultraschalluntersuchung des Gelenkes nach dem Röntgen eine sinnvolle bildgebende Untersuchungsmethode dar. Die Untersuchung liefert sozusagen „Momentaufnahmen" des Istzustandes. Die Sonografie kann wegen ihrer Unbedenklichkeit – diese Untersuchungsmethode ist strahlungsfrei – beliebig oft wiederholt werden und dient damit auch der Verlaufsbeobachtung. Das Ultraschallbild gibt Aufschlüsse über eventuell vorhandene – selbst kleine – Gelenkergüsse und punktierbare Flüssigkeitsansammlungen. Deshalb wird diese Untersuchung zur Differenzialdiagnose oder als Hilfe bei Punktionen verwendet.

Das Ultraschallbild dient der Verlaufsbeobachtung. Es zeigt eventuelle Gelenkergüsse oder Flüssigkeitsansammlungen.

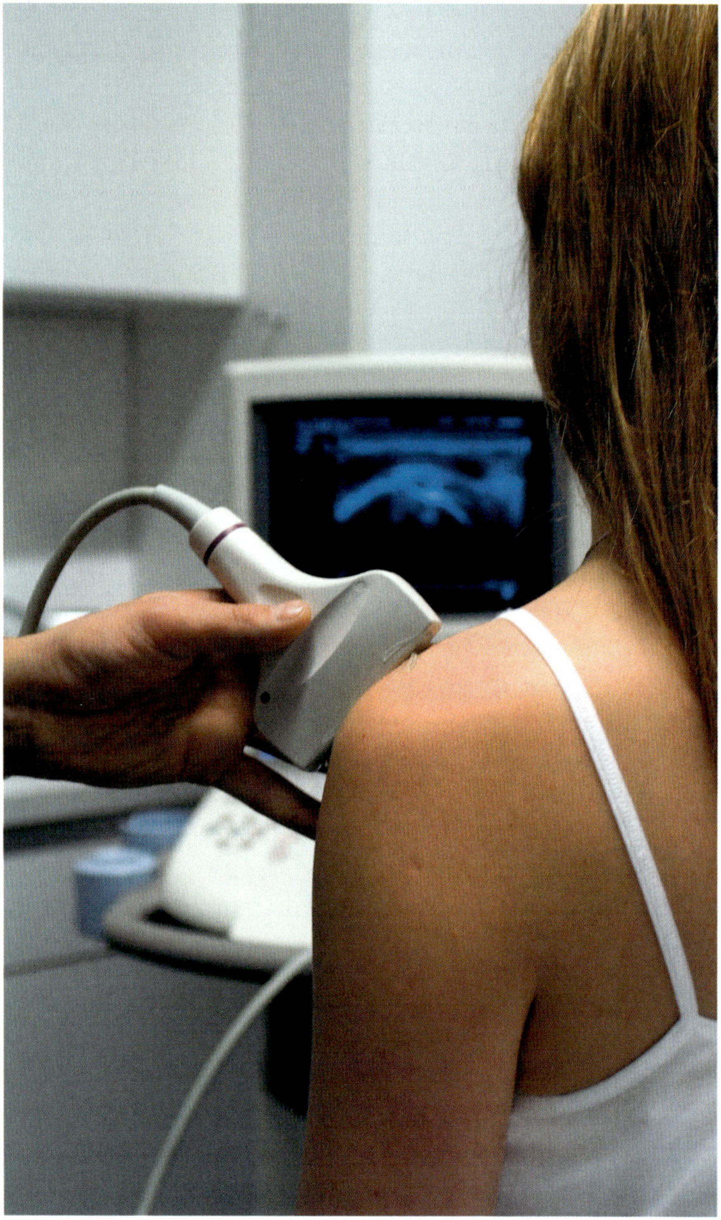

Magnetresonanztomografie (MRT)

Auch die Magnetresonanz- oder Kernspintomografie kommt ganz ohne den Einsatz von Röntgenstrahlen aus. Sie dient, ebenso wie die weiter unten beschriebene Computertomografie, als Ergänzung des Röntgenbildes. Der Arzt erhält mit dem MRT detailreiche Schnittbilder, die die Gewebe um das betroffene Gelenk aufgrund des unterschiedlichen Wassergehaltes abbilden. Mittels Kernspintomografie lassen sich bereits Knorpelveränderungen erkennen, wenn das Röntgenbild noch völlig unauffällig ist.

> **!**
> Die Magnetresonanztomografie wird bereits bei Verdacht auf eine Arthrose eingesetzt.

Zur Untersuchung liegt der Patient mit der zu untersuchenden Körperregion in einem röhrenförmigen Magneten. Während der Untersuchung muss er vollkommen still liegen und gleichmäßig atmen. Das Gerät verursacht während der Aufnahme der vielen Einzelbilder laute Klopfgeräusche, die unangenehm sein können. In vielen radiologischen Praxen bekommen die Patienten deshalb Kopfhörer. Manchmal wird für aussagekräftigere Bilder ein Kontrastmittel in die Vene gespritzt. In seltenen Fällen können hier Unverträglichkeits- oder allergische Reaktionen auftreten.

Computertomografie (CT)

Bei der Computertomografie handelt es sich um eine Röntgenuntersuchung mit Computerunterstützung. Diese Untersuchungsmethode bietet im Gegensatz zum normalen Röntgenbild dank eines Computerbildes Schichtaufnahmen auch von Weichteilen. Dadurch können Krankheitsherde erkannt werden, die beim Röntgen nicht sichtbar wären. Da die CT detailliertere Informationen liefert als das Röntgenbild, wird sie bei spezielleren Fragestellungen verwendet.

!

Die Arthroskopie ist gerade im Frühstadium sehr genau, da sie eine Untersuchung der geschädigten Knochen erlaubt.

Gelenkspiegelung (Arthroskopie)

Die Diagnose einer Arthrose kann auch eine Gelenkspiegelung – der Blick in das Innere des Gelenkes mithilfe einer Optik – erforderlich machen. Dieser Eingriff dient nicht nur zur Untersuchung, sondern auch zur Behandlung bestimmter Gelenkerkrankungen. Die Arthroskopie erfolgt häufig am Knie, sie kann aber auch an anderen Gelenken, beispielsweise am Schulter-, am Sprung- oder Handgelenk, durchgeführt werden.

Für die Arthroskopie wird eine Vollnarkose, eine Regionalanästhesie (Betäubung eines größeren Körperbereiches) oder eine örtliche Betäubung vorgenommen. Mit einer Hohlnadel wird Flüssigkeit in das betroffene Gelenk gespritzt. Dann wird durch einen minimalen Hautschnitt das Arthroskop (Spiegelungsinstrument) eingeschoben. Dabei handelt es sich um ein optisches Gerät (Endoskop) mit Beleuchtung, mit dem der Arzt in das Gelenk blicken und die Strukturen beurteilen kann. Flüssigkeit wird eingeleitet, um den Einblick zu verbessern.

Auch operative Eingriffe mit feinen Instrumenten sind dabei möglich. Prinzipiell kann bei der Arthroskopie eine Spülung und Reinigung des Gelenkes durchgeführt werden. Bestimmte Medikamente können über dieses Verfahren in das jeweilige Gelenk injiziert werden. Anteile des Gelenkinneren, beispielsweise Gelenkhaut oder Knorpel, können entfernt, Knorpel kann geglättet, Sehnen und Bänder können nach einem Riss wieder vernäht oder auf andere Weise verbunden oder wiederhergestellt werden. Außerdem können Knorpel- und Knochenanteile, die sich gelöst haben, ausgespült werden.

Laboruntersuchungen

Zwar gibt es keine speziellen Blutparameter, deren Veränderung auf eine Arthrose hindeuten würde, doch dienen Blutuntersuchungen zur Abgrenzung einer Arthrose von beispielsweise einer entzündlichen Gelenkerkrankung wie der rheumatoiden Arthritis, die ähnliche Beschwerden wie eine Arthrose hervorruft. Dies nennt man Differentialdiagnose.

Blutsenkungsreaktion

Mit der Blutkörperchensenkungsgeschwindigkeit (BSG) wird die Absenkgeschwindigkeit der roten Blutkörperchen im unrinnbar gemachten Blut bestimmt. Eine beschleunigte BSG, eine einfache Messmethode, kann auf eine entzündliche Veränderung im Körper, beispielsweise eine rheumatoide Arthritis hinweisen. Grundlage dieses Verfahrens ist, dass das Blut aus festen Bestandteilen – roten (Erythrozyten), weißen Blutkörperchen (Leukozyten) sowie Blutplättchen (Thrombozyten) – und flüssigen Bestandteilen (Serum) besteht.

!

Meistens deutet eine erhöhte Senkungsgeschwindigkeit auf eine Entzündung hin.

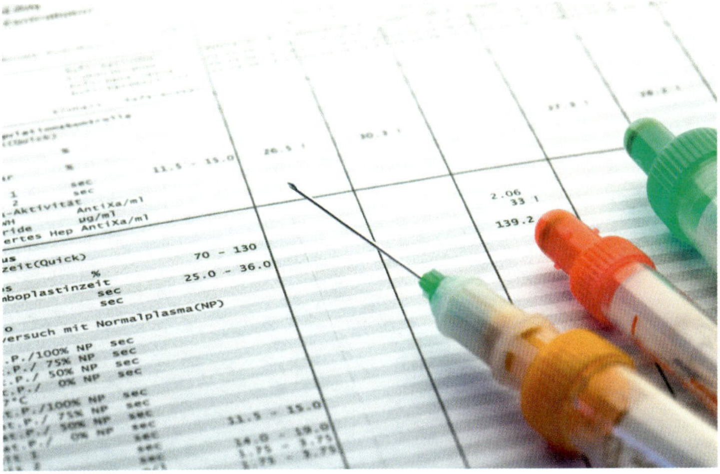

Verschiedene Blutuntersuchungen dienen der Abgrenzung zu anderen Krankheiten.

Wird das Blut nach der Entnahme über die Vene in einem senkrechten Röhrchen aufbewahrt, setzen sich die festen Bestandteile mit einer konstanten Geschwindigkeit nach unten ab. Bei krankhaften Veränderungen läuft dieser Prozess schneller ab. Nach einer und nach zwei Stunden wird dann die Länge des Überstands – das klare Serum – gemessen und in Millimetern (mm) angegeben. Eine Blutsenkungsgeschwindigkeit von 2/4 mm bedeutet, dass nach einer Stunde 2 mm und nach zwei Stunden 4 mm Serum über den Blutkörperchen standen. Demnach haben sich die Blutkörperchen mit einer Geschwindigkeit von 2 mm pro Stunde vom Serum abgesetzt bzw. gesenkt.

Abgrenzung zu anderen rheumatischen Erkrankungen
Zwar gibt es keine speziellen Blutparameter, deren Veränderung auf eine Arthrose hindeuten würde, doch dienen Blutuntersuchungen zur Abgrenzung einer Arthrose von beispielsweise einer entzündlichen Gelenkerkrankung wie der rheumatoiden Arthritis, die ähnliche Beschwerden wie eine Arthrose hervorruft. Dies nennt man Differenzialdiagnose.

C-reaktives Protein

Ein weiterer Blutparameter, der bei der Differenzialdiagnose der Arthrose eine Rolle spielt, ist das C-reaktive Protein (CRP), ein Eiweiß, das die Leber bildet. Dadurch kann zwischen entzündlich-rheumatischen Erkrankungen wie der rheumatoiden Arthrose und nicht entzündlichen rheumatischen Erkrankungen wie der Arthrose unterschieden werden. Außerdem stellt das CRP einen wichtigen Laborwert für die Verlaufs- und Therapiekontrolle dar. So deutet ein Abfall des CRP-Wertes auf eine erfolgreiche, ein Anstieg auf eine unzureichende Therapie hin. Deutlich erhöhte Werte weisen auf einen entzündlichen Prozess hin – häufig eine akute Arthritis – und erfordern eventuell sofortiges Eingreifen.

!

Ein höherer CRP-Wert ist ein Indiz für eine Entzündung.

Antikörper

Eine weitere Möglichkeit, um die Arthrose von anderen entzündlichen Gelenkerkrankungen abzugrenzen, ist die Bestimmung der Antikörper im Blut.

Bei vielen rheumatischen Erkrankungen, so auch bei der rheumatoiden Arthritis, handelt es sich um sogenannte Autoimmunerkrankungen. Dies sind Krankheiten, bei denen das Immunsystem irrtümlich körpereigene Strukturen angreift. Charakteristisches Kennzeichen von Autoimmunerkrankungen sind daher die Autoantikörper, das sind Antikörper auf körpereigenes Material. Ihr Nachweis erhärtet den Verdacht, dass den Beschwerden eine Autoimmunerkrankung zugrunde liegt. Werden dagegen keine Antikörper gefunden, kann eine Autoimmunerkrankung wie die rheumatoide Arthritis ausgeschlossen und damit eine Arthrose bestätigt werden.

> **!** Die Bestimmung der Antikörper dient der Abgrenzung von anderen Gelenkerkrankungen.

Rheumatoide Arthritis

Der Begriff rheumatoide Arthritis bezeichnet einen entzündlichen Vorgang im Gelenk. In der medizinischen Terminologie weist die Endung „itis" immer auf eine vorliegende Entzündung hin, beispielsweise Bronchitis, Entzündung der Bronchien, oder Gastritis, Entzündung der Magenschleimhaut.

Eine Arthritis kann sowohl akut als auch chronisch verlaufen. Im Gegensatz zur Arthrose tritt die rheumatoide Arthritis symmetrisch auf, es liegt ursprünglich kein Verschleiß des Gelenkes vor. Die Gelenkinnenhaut entzündet sich, weil das Immunsystem aus noch unbekannten Gründen dieses körpereigene Gewebe als „schädlich" identifiziert und angreift.

Die Knorpelschädigung entsteht hier durch die chronische Entzündung, die das Gelenk vollständig zerstören kann. So kann eine Arthrose als eine langfristige Folge der rheumatoiden Arthritis auftreten.

!

Wird im Blut der sog. Rheumafaktor nachgewiesen, spricht dies eher für eine rheumatoide Arthritis und nicht für eine Arthrose.

Rheumafaktor

Ein weiterer Blutparameter, der für eine rheumatoide Arthritis oder eine andere rheumatische Erkrankung – aber gegen eine Arthrose – spricht, ist der sogenannte Rheumafaktor (RF). Dabei handelt es sich um ein Eiweiß im Blut, das jedoch – anders als sein Name vermuten lässt – keineswegs die Ursache rheumatischer Erkrankungen ist. Charakteristisch ist der Rheumafaktor sogar nur für die chronische Polyarthritis. Und selbst hier ist er nur bei etwa der Hälfte der Patienten nachzuweisen.

Gelenkpunktion

Als hilfreich für die Abgrenzung der Arthrose von der rheumatoiden Arthritis hat sich die Analyse der Gelenkflüssigkeit erwiesen. Ein geschwollenes und gerötetes Knie sollte deswegen immer punktiert werden. So finden sich bei einer Arthrose eine höhere Zähflüssigkeit (Viskosität) der Gelenkflüssigkeit und eine kleinere Zellzahl. Dagegen liegt bei einer rheumatoiden Arthritis eine geringere Viskosität der Gelenkflüssigkeit vor, und die Zellzahl ist deutlich erhöht. Außerdem kann bei der rheumatoiden Arthritis in der Punktatflüssigkeit auch der Rheumafaktor nachgewiesen werden.

DIE BEHANDLUNG

Heute stehen gute therapeutische Maßnahmen zur Verfügung, die die Beschwerden lindern und das Fortschreiten der Erkrankung verlangsamen oder sogar aufhalten können. Diese werden im folgenden Kapitel vorgestellt.

!

Heute gibt es wirkungsvolle Maßnahmen, die die Beschwerden lindern.

Zuerst eine schlechte Nachricht: Eine Therapie, die das durch Arthrose geschädigte Gelenk wieder in den gesunden Zustand zurückführt, gibt es auch heute noch nicht. Aber – und das ist die gute Nachricht – es stehen gute therapeutische Maßnahmen zur Verfügung, die die Beschwerden lindern und das Fortschreiten der Erkrankung verlangsamen oder sogar aufhalten können. Dabei spielt es keine Rolle, ob es sich um eine Arthrose des Knies, der Hüfte oder der Fingergelenke handelt. Alle Arthroseformen können einer Therapie zugeführt werden, um die Beweglichkeit zu verbessern und die Schmerzen zu verringern.

Wichtig ist, dass Sie als betroffener Patient keine Angst vor der Behandlung haben – sei es vor einer Therapie mit Medikamenten der Schul- bzw. alternativen Medizin oder vor einer Operation. Für den Erfolg einer Therapie sind Vertrauen in und Glaube an diese Maßnahme entscheidend. Ebenso wichtig ist es, dass Sie aktiv bei der Behandlung mithelfen. Nur gemeinsam mit Ihrem Arzt lässt sich das Therapieziel – Beweglichkeit der Gelenke bei minimalen oder sogar keinen Schmerzen – erreichen!

Für die Behandlung von Arthrose-Patienten steht heute eine breite Palette von Möglichkeiten zur Verfügung.

Auch wenn einige Medikamente – Schmerzmittel und Antirheumatika – heute in den Apotheken frei verkäuflich (dosisabhängig) erhältlich sind, sollten Sie immer Ihren Arzt fragen, ob und in welcher Dosierung ein Medikament geeignet ist. Denn frei verkäuflich bedeutet nicht, dass das Medikament keine Nebenwirkungen hat!

Medikamentöse Therapie

Zu den bei Arthrose verordneten Medikamenten gehören vor allem nicht steroidale Antirheumatika (NSAR), Kortison und Hyaluronsäure-Präparate. Mit all diesen Medikamenten, die als Salbe, Creme, Tablette, Zäpfchen und Injektion zur Verfügung stehen, sollen vor allem die Schmerzen gelindert oder sogar beseitigt, die Entzündungen gehemmt und die Beweglichkeit verbessert werden.

Schmerzmittel (Analgetika)

Die reinen Schmerzmittel können lediglich die Schmerzen lindern, haben aber auf die eventuell vorhandene Entzündung oder gar die Ursache der Arthrose keinen Einfluss. Deshalb sind sie bei Arthrose-Schmerzen nur dann sinnvoll, wenn keine Entzündung vorliegt. Zu den am häufigsten eingesetzten Schmerzmitteln gehören Paracetamol und Metamizol, wobei ersteres bei leichten bis mittleren Schmerzen wohl das Mittel der Wahl ist. Zu beachten ist, dass die Höchstdosis bei Paracetamol – Erwachsene 4 x 1 g pro Tag – keinesfalls überschritten werden darf, da eine höhere Dosierung die Leber irreversibel schädigen kann. Deshalb ist Paracetamol nur in geringen Mengen (10er-Packung) in den Apotheken frei verkäuflich erhältlich. Werden die Dosierungsrichtlinien eingehalten und das Medikament sachgerecht angewendet, ist Paracetamol gut verträglich. Selten können Allergien auftreten. Um sicherzugehen, sollte auf jeden Fall der Arzt gefragt werden.

> **!**
> Fragen Sie vorab Ihren Arzt, in welcher Dosis Sie Schmerzmittel einnehmen dürfen.

Nicht steroidale Antirheumatika (NSAR)

Bei den NSAR handelt es sich um Medikamente, die Schmerzen, die im Rahmen einer Arthrose auftreten, lindern und Entzündungsprozesse hemmen. Ihr Name begründet auf der Tatsache, dass sie kein Kortison enthalten (nicht steroidal) und hauptsächlich gegen rheumatische Erkrankungen (Antirheumatika) eingesetzt werden. Typische Vertreter dieser Gruppe sind Acetylsalicylsäure (ASS), Ibuprofen, Diclofenac und Ketoprofen. In geringer Menge und Dosierung sind sie als Tabletten, Kapseln etc. rezeptfrei in der Apotheke erhältlich. Die Einnahme sollten Sie jedoch unbedingt mit Ihrem Arzt absprechen. Auch als Retard-Tabletten, also als Tabletten, aus denen der Wirkstoff nicht auf einmal, son-

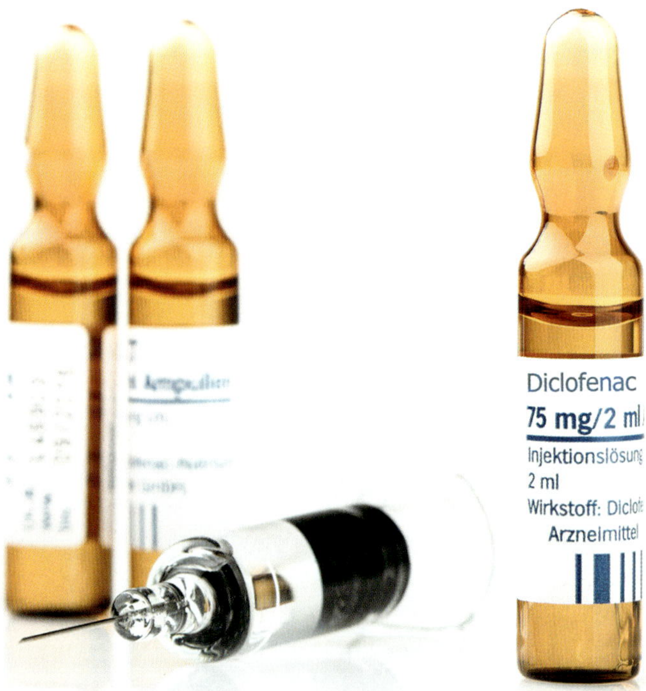

Diclofenac lindert Schmerzen und hemmt Entzündungen.

dern verzögert freigesetzt wird, sind NSAR auf dem Markt (rezeptpflichtig). Bei akuten starken Schmerzen stehen einige NSAR auch als Injektion (rezeptpflichtig) zur Verfügung. So verabreicht, setzt die schmerzlindernde Wirkung sehr schnell ein.

NSAR wie Diclofenac oder Ibuprofen gibt es auch als Salbe, Gel und Creme. Ihr Nutzen ist umstritten, da nicht eindeutig belegt ist, inwieweit die Wirkstoffe über die Haut wirklich an den Ort des Geschehens gelangen. Als positiv angesehen werden jedoch das Einmassieren der Salben, Gels oder Cremes und die dadurch erzeugte Wärme oder Kälte (bei kühlenden Gels). Eine Verstärkung der Wirkung wird durch Auflegen einer Klarsichtfolie erreicht. Insgesamt gesehen sollten diese Anwendungsformen lediglich begleitend eingesetzt werden.

Für alle Anwendungsformen außer den Salben oder Cremes bzw. Gels gilt jedoch: Nicht steroidale Antirheumatika sind aufgrund der möglichen Nebenwirkungen (siehe unten) keineswegs für den Dauereinsatz geeignet, sondern sollten nur kurzzeitig und „so hoch dosiert wie nötig, jedoch so niedrig dosiert wie möglich“ eingenommen werden.

!

NSAR sind aufgrund der möglichen Nebenwirkungen nicht für den Dauergebrauch geeignet.

Seit einigen Jahren gibt es eine neue Generation der NSAR, die sogenannten Coxibe, medizinisch als selektive COX-2-Hemmer bezeichnet. Diese Substanzen besitzen eine den „alten“ NSAR vergleichbare Wirkstärke, jedoch ein weitaus niedrigeres Nebenwirkungspotenzial, da sie deutlich schwächer in den Stoffwechsel eingreifen. So verringert sich insbesondere das Risiko für unerwünschte Wirkungen im Magen-Darm-Trakt bei den Coxiben um 50 Prozent. Die Blutgerinnung wird nicht beeinflusst. Da diese neue NSAR-Generation preislich aber erheblich höher liegt als die alten NSAR, werden sie meist nur Patienten mit einem erhöhten Risiko für Magengeschwüre, Magenblutungen oder Asthma oder bei einer Unverträglichkeit eines herkömmlichen NSAR verschrieben.

!

Die mehrmonatige Einnahme von NSAR – alte und neue – erhöht das Herzinfarktrisiko um den Faktor 1,5 bis 3.

Im Jahr 2004 wurde weltweit über den sogenannten „Vioxx-Skandal" berichtet. So war zu lesen, dass die Einnahme von Coxiben mit einem erhöhten Risiko für Herzinfarkt und Herzschwäche verbunden ist. Das damals verfügbare Coxib (Rofecoxib) wurde daraufhin vom Markt genommen. In den letzten Jahren zeigte sich jedoch anhand von Langzeitstudien, dass alle NSAR – alte und neue – dieses Risiko aufweisen. Es ist bei mehrmonatiger Einnahme hoher NSAR-Dosen um den Faktor 1,5 bis 3 erhöht. Im Vergleich dazu weisen Diabetiker bzw. Raucher ein um den Faktor 2 bis 7 bzw. 3 bis 10 erhöhtes Herzinfarktrisiko auf. Das Bundesinstitut für Arzneimittel und Medizinprodukte empfiehlt deshalb herzkranken Patienten, Coxibe und andere NSAR nur in möglichst geringer Dosis und zeitlich begrenzt einzunehmen.

Achtung Nebenwirkungen!

Zu den häufigsten Nebenwirkungen der „alten" NSAR (ASS, Diclofenac, Ibuprofen, Ketoprofen etc.) gehören Magenschmerzen, Appetitlosigkeit, Durchfall etc. Außerdem weisen diese NSAR ein mehr oder minder großes Risiko für die Entwicklung von Magengeschwüren auf. Deswegen ist auch von einem Langzeitgebrauch dringend abzuraten. Auf jeden Fall sollte der Magen bei der Einnahme von NSAR geschützt werden. Hierzu verordnet der Arzt sogenannte H2-Blocker wie Omeprazol. Sie können die Entstehung eines Magengeschwürs verhindern. Das Risiko für den restlichen Darmtrakt bleibt jedoch bestehen.

Die zweithäufigsten unerwünschten Nebenwirkungen der alten NSAR sind Nierenfunktionsstörungen und die Erhöhung des Blutdrucks. Hauptsächlich davon betroffen sind Patienten mit bereits bestehenden Nierenerkrankungen, Herzproblemen und Leberzirrhose sowie ältere Menschen. Hier wird der Arzt genauestens abwägen, ob die Anwendung eines nicht steroidalen Antirheumatikums wirklich anzuraten ist. Schließlich können alte NSAR die Funktion der Blutplättchen hemmen, dadurch wird die Blutungsneigung erhöht.

Kortisonhaltige Präparate

Glukokortikoide haben sich als äußerst wirkungsvoll in der Linderung von Entzündungen und den damit verbundenen Schmerzen erwiesen. Bei einer akuten Entzündung der Gelenkinnenhaut, also einer aktiven Arthrose, und bei Nichtansprechen auf andere Medikamente wird der behandelnde Arzt eine Glukokortikoid-Injektion in Form einer sogenannten Kristallsuspension direkt in das betroffene Gelenk verabreichen. Man spricht hier von einer intraartikulären Injektion. Dabei wird gleichzeitig ein lokales Betäubungsmittel gespritzt, um den durch die Injektion verursachten Schmerz zu beseitigen. Auf diese Weise gelangt der Wirkstoff – das Glukokortikoid – schnell und ohne Umwege an den Ort des Geschehens, das heißt in das Gelenk. Die Wirkstoffkristalle zersetzen sich nur langsam, sodass die schmerz- und entzündungslindernde Wirkung über einen längeren Zeitraum – je nach Präparat bis zu drei Wochen – erhalten bleibt. Man spricht hier von einem „Depoteffekt“. Erfolgt die Injektion in das Hüftgelenk, so geschieht dies unter Ultraschallüberwachung.

Die Einnahme kortisonhaltiger Tabletten kann im Gegensatz zur Injektion in das Gelenk vor allem bei einer Langzeitanwendung zu erheblichen unerwünschten Wirkungen führen. So kann eine Osteoporose oder ein Bluthochdruck (Hypertonie) entstehen, außerdem kann sich ein sogenannter Kortison-Diabetes entwickeln. Im Extremfall entsteht ein sogenannter Morbus Cushing. Charakterisiert ist diese Erkrankung durch Vollmondgesicht, Verfettung am Rumpf, Abbau der Knochensubstanz (Osteoporose), Bluthochdruck oder Muskelschwäche. Um dies zu verhindern, wurde für jedes Glukokortikoid eine Dosis bestimmt, durch die bei längerer Anwendung ein Morbus Cushing entstehen kann. Man spricht hier von der „Cushing-Schwelle“, die bei einer Langzeittherapie nicht überschritten werden sollte. Allerdings bestehen hinsichtlich dieser Schwellendosis zwischen den Patienten große Unterschiede.

!

Die lokale Anwendung von Glukokortikoiden kann die Beschwerden über einen längeren Zeitraum deutlich lindern.

Jede Injektion in das Gelenk birgt natürlich das Risiko einer Infektion mit Bakterien. Das bedeutet, dass der Arzt unter strengen Hygienebedingungen arbeiten muss. Werden diese eingehalten, besteht nur ein sehr geringes Risiko. Wichtig ist, dass das Gelenk nach der Injektion ruht, nur so kann sich der Wirkstoff aus dem Gelenk über den Einstichkanal nicht in das umliegende Gewebe verteilen und dort Schädigungen hervorrufen.

!

Die Injektion in das Gelenk hat wesentlich weniger Nebenwirkungen als die Tabletteneinnahme, da der Wirkstoff nicht den gesamten Organismus belastet.

Ebenso wie die nicht steroidalen Antirheumatika kann auch Kortison nicht die eigentliche Ursache der Erkrankung beheben, sondern nur die Beschwerden lindern, indem die akute Entzündung verringert wird und die damit verbundenen Schmerzen schnell und effektiv gelindert werden. Dadurch gewinnt der Patient an Bewegungsfreiheit und Lebensqualität. Zur Verfügung stehen die vier gängigen Glukokortikoide Betamethason, Dexamethason, Triamcinolon und Prednisolon.

In den meisten Fällen genügt eine einmalige Kortisoninjektion. Sollte die Entzündung jedoch nicht vollständig abklingen, kann eine weitere erfolgen, jedoch nicht zu zeitnah. Es sollten jedoch maximal vier Kortisoninjektionen pro Jahr verabreicht werden.

Opioide

Immer häufiger werden bei Arthrose-Schmerzen Opioide angewendet. Dabei handelt es sich um natürliche Substanzen aus dem Milchsaft des Schlafmohns, meist jedoch um chemisch „nachgebaute“ Substanzen. Zu den am häufigsten verordneten Opioiden in Deutschland zählen Tramadol, Morphin, Fentanyl, Oxycodon und Buprenorphin. Die Weltgesundheitsorganisation (WHO) hat für die Therapie mit Opioiden ein Stufenschema entwickelt, aus dem der behandelnde Arzt ersehen kann, welches Opioid er einsetzen kann, wenn ein anderes nicht mehr den gewünschten Erfolg bringt.

Opioide besitzen in der Regel eine nur kurze Wirkdauer und müssen deshalb zur dauerhaften Schmerzlinderung in regelmäßigen Abständen mehrmals täglich eingenommen werden. Aus diesem Grund stehen heute die meisten Opioide auch als sogenannte Retard-Tablette oder Pflaster zur Verfügung. Bei beiden Zubereitungsformen wird der Wirkstoff erst allmählich freigesetzt. Das bedeutet allerdings auch, dass die Wirkung nicht sofort, sondern verzögert eintritt. Aus diesem Grund muss bei starken akuten Schmerzen vorab ein schnell wirkendes Opioid gegeben werden muss.

Wegen ihres möglichen positiven (euphorisierenden) Effekts auf die Stimmung werden Opioide von manchen Menschen missbräuchlich eingenommen. Daher werden diese Mittel stets unter ärztlicher Kontrolle abgegeben. Morphin und die anderen Opioide (außer Tramadol) unterliegen den besonders strengen Vorschriften des Betäubungsmittelgesetzes. Das bedeutet, dass Sie diese Medikamente nur mit speziellen Rezepten, den sogenannten Betäubungsmittelrezepten (BTM-Rezepte) erhalten. Bei richtiger Anwendung sind Opioide sehr gut wirksam und sicher. Eine Gefahr der körperlichen Abhängigkeit ist bei richtiger, ärztlich kontrollierter Anwendung geringer als allgemein vermutet.

!

Die Behandlung mit opioiden Schmerzmitteln gehört auf jeden Fall in die Hand des Arztes.

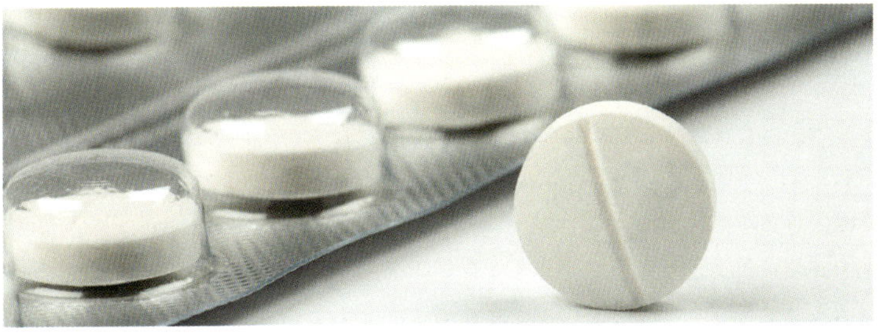

Die meisten Opioide stehen heute auch als Retard-Tabletten zur Verfügung.

Opioide können zu Übelkeit, Erbrechen, Schwindelgefühl, Müdigkeit und vor allem zu Verstopfung führen. Diese Nebenwirkungen verschwinden meist innerhalb der ersten Therapiewoche, der Körper hat sich dann an die Substanz gewöhnt. Anders sieht es bei der Verstopfung (Obstipation) aus. Akut helfen hier Abführmittel wie Laktulose oder auch Macrogol, die auch prophylaktisch eingenommen werden können. Einige Opioide gibt es als Fixkombination mit der Substanz Naloxon, das die durch das Opioid verursachte Darmträgheit reduziert. Beachten Sie, dass während einer Opioid-Therapie die Fahrtüchtigkeit eingeschränkt sein kann.

!

Opioid-Pflaster sind hochwirksame Medikamente!

Ein weiteres Problem betrifft das Opioid-Pflaster. Der Wirkstoff Buprenorphin oder Fentanyl wird bei dieser Anwendungsform über die Haut aufgenommen. Verwechseln Sie ein solches Opioid-Pflaster jedoch nicht mit den herkömmlichen Rheumapflastern, die hauptsächlich über die Wärmeentwicklung wirken. Bei Opioid-Pflastern handelt es sich um hochwirksame Medikamente! Aus diesem Grund dürfen Sie nicht gleichzeitig mehrere Pflaster oder zusätzlich noch ein Heizkissen verwenden, da dadurch die Wirkstoffaufnahme drastisch erhöht würde. Als Folge können dramatische Nebenwirkungen bis hin zu Todesfällen auftreten. Lassen Sie sich deshalb unbedingt von Ihrem Arzt und/oder Apotheker über die sachgerechte Anwendung ausführlich informieren.

Dennoch besitzen Opioide Vorteile: Selbst bei jahrelangem Gebrauch kommt es weder zur psychischen Abhängigkeit, noch werden der Magen-Darm-Trakt, die Nieren, die Leber oder auch andere Organe geschädigt. Außerdem lassen sich die Opioide gut mit nicht steroidalen Antirheumatika kombinieren.

Wie bei den NSAR so gilt natürlich bei den Opioiden erst recht der Grundsatz: „So viel wie nötig, so wenig wie möglich!"

Hyaluronsäure

Viele kennen die Hyaluronsäure aus der plastisch-ästhetischen Chirurgie zur Unterspritzung von Falten. Doch auch zur Behandlung der Arthrose ist diese Säure zugelassen. Es handelt sich hierbei um eine körpereigene Substanz, die in nahezu allen Organen und Geweben vorkommt, so auch in der normalen Gelenkflüssigkeit und im gesunden Knorpel. Beide sind bei einer vorliegenden Arthrose unter Umständen erheblich geschädigt. Wird nun Hyaluronsäure von außen – wie beim Kortison über eine Injektion direkt in das Gelenk – zugeführt, werden die Funktionen der Gelenkflüssigkeit als „Schmiermittel" erheblich verbessert.

Dies zeigen viele klinische Studien, in denen unter einer Therapie mit Hyaluronsäure zumindest bei jüngeren Patienten mit Arthrose im mittleren Stadium die Schmerzsymptomatik deutlich zurückging und die Beweglichkeit des betroffenen Gelenkes stark verbessert wurde. Ältere Patienten mit fortgeschrittener Knorpeldegeneration reagierten dagegen nicht so positiv auf die Behandlung.

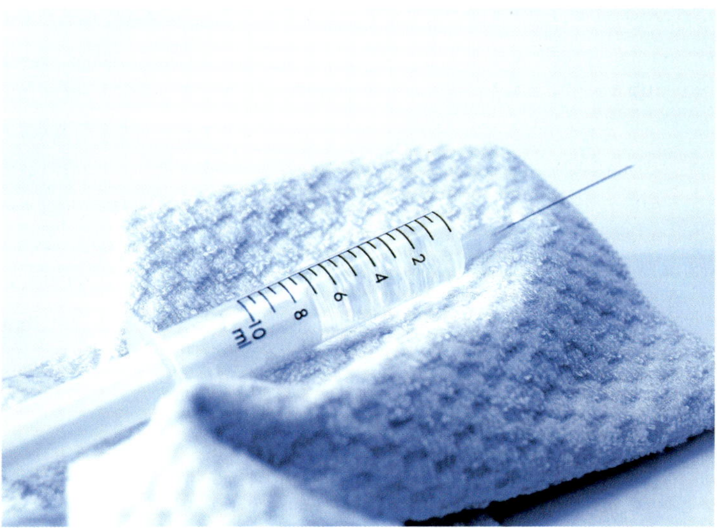

Von außen zugeführte Hyaloronsäure verbessert die Funktionen der Gelenkflüssigkeit.

Biologische Therapie

Bei der biologischen Therapie handelt es sich um eine Methode, eine Arthrose biologisch und ohne synthetische Substanzen, sondern nur mit körpereigenem „Material“ zu behandeln. Diese Art der Behandlung basiert auf der Kenntnis, dass das Protein (Eiweiß) Interleukin-1 (IL-1) beim Abbau der Knorpelsubstanz eine führende Rolle spielt. Also bietet sich der natürliche im Körper vorhandene Gegenspieler des Interleukin-1, ebenfalls ein Eiweiß, das als Interleukin-1-Rezeptorantagonist (IL-1Ra) bezeichnet wird, für die Arthrose-Therapie an. Wie die Erfahrungen zeigen, hemmt dieser Entzündungen, lindert Schmerzen und schützt das Knorpelgewebe vor weiteren Schäden. Das Protein wird durch einen speziellen Herstellungsprozess aus dem Patientenblut gewonnen und anschließend als Medikament verabreicht (siehe unten).

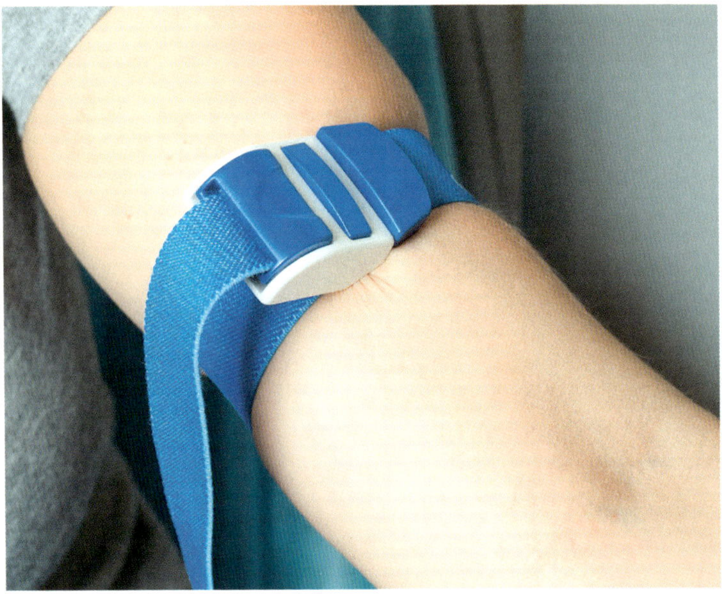

Am Anfang der biologischen Therapie wird mit einer speziellen Spritze Blut aus der Armvene abgenommen.

Wie das Kortison, so wird auch das aus dem Blut gewonnene und aufbereitete „Medikament“ in das betroffene Gelenk gespritzt. Dadurch wird direkt am Ort des Geschehens die Konzentration von IL-1Ra massiv erhöht, IL-1 dagegen wird zerstört. Die Injektion wird gut vertragen. Der Gelenkschmerz geht meist nach vier bis zwölf Wochen deutlich zurück, parallel dazu verbessert sich die Gelenkfunktion. Diese Therapie eignet sich für alle Gelenkarthrosen.

!

Der fortschreitende Prozess der Knorpelzersetzung kann aufgehalten werden.

Zur Gewinnung von IL-1Ra entnimmt der Arzt mit einer speziellen Spritze Blut aus der Armvene. Die Spezialspritze wird für einige Stunden in einem Wärmebehälter bei Körpertemperatur aufbewahrt. In dieser Zeit werden die Blutzellen über einen komplizierten Mechanismus zur Produktion „IL-1-Gegenspieler“ angeregt. Anschließend werden die festen Blutbestandteile von der flüssigen Phase durch Zentrifugation getrennt. In dieser Phase, dem sogenannten Blutserum, befindet sich das wertvolle Eiweiß, das entnommen, in mehrere Spritzen abgefüllt und schließlich dem Patienten wieder per Injektion gespritzt wird. Insgesamt erhält der Patient sechs bis acht Injektionen in das betroffene Gelenk.

Therapie mit Naturheilmitteln

Vor allem im Anfangsstadium einer Arthrose können entzündungshemmende pflanzliche Arzneimittel, sogenannte Phytopharmaka, die Schmerzen lindern und damit die Beweglichkeit verbessern. Natürlich sollte auch hier der behandelnde Arzt immer einbezogen werden. Zu den Vorteilen der Phytopharmaka gehört vor allem eine in der Regel bessere Verträglichkeit und ein deutlich niedrigeres oder sogar fehlendes Nebenwirkungsrisiko.

!

Durch die Einnahme von Phytopharmaka können Sie die Dosis synthetischer Schmerzmittel reduzieren.

!

Brennnessel-Extrakt gibt es als Fertigarzneimittel in Form von Dragees, Kapseln, Filmtabletten, Tropfen, Presssaft und flüssigen Auszügen.

Brennnesselblätter-Extrakt (Urticae folium/Herba)

Extrakte aus Brennnesselblättern enthalten Kaffeesäurederivate, vor allem Kaffeoyläpfelsäure. Diese hemmen die Bildung und Freisetzung entzündungsfördernder Zytokine wie Interleukin 1 (IL-1) und Tumornekrosefaktor alpha (TNF-alpha). Im Rahmen einer entzündlichen oder allergischen Reaktion dringen diese Zytokine in das Gewebe ein. Die Folge ist ein schmerzhaft entzündetes Gelenk. Die Kaffeoyläpfelsäure hemmt nicht nur das Eindringen der Zytokine in das Gewebe, sondern auch deren Aktivität. Studien haben gezeigt, dass die Arthrose-Beschwerden durch Brennnesselblätter-Extrakt nachweislich verringert wurden. Unklar ist, ob die Gabe des Extraktes als Tee ausreicht oder doch auf hochkonzentrierte Tablettenform zurückgegriffen werden muss. Extrakte aus dem Brennnesselkraut sind als Fertigarzneimittel in Form von Dragees, Kapseln, Filmtabletten, Tropfen, Presssaft und flüssigen Auszügen erhältlich.

Arthrose-Beschwerden können durch Brennnesselblätter-Extrakt nachweislich verringert werden.

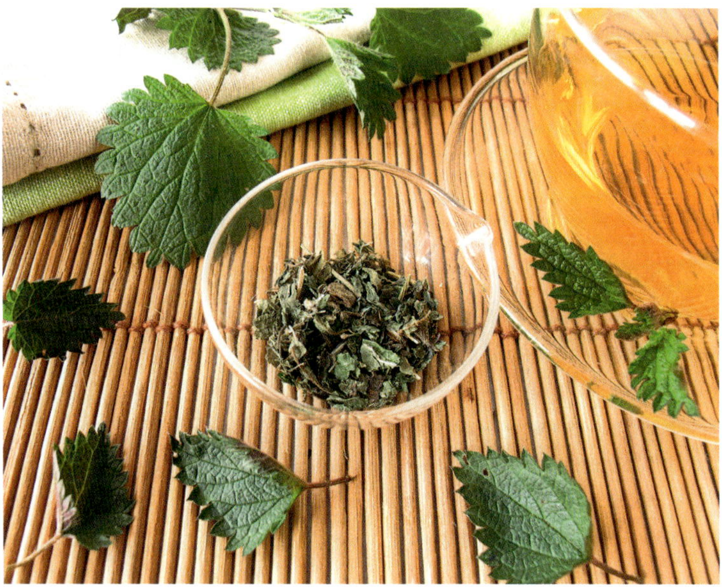

Bei Entzündungen im Rahmen einer Arthrose können Sie einen Teeaufguss aus Brennnesselkraut probieren. Überbrühen Sie hierzu 2 Teelöffel (1,5 g) getrocknetes Brennnesselkraut mit 1 Tasse (150 ml) siedend heißem Wasser. Lassen Sie den Tee 10 Minuten lang ziehen, gießen Sie das Kraut anschließend durch ein Teesieb ab. Trinken Sie bis zu dreimal täglich eine Tasse des Tees, allerdings höchstens über drei Wochen, da der Brennnesselblätter-Extrakt harntreibend wirkt und deshalb zu einer vermehrten Ausscheidung von Kalium führen kann. Deshalb sollten Sie während des Anwendungszeitraums mindestens 2 Liter Flüssigkeit über den Tag verteilt trinken.

Weidenrinde (Salicis cortex)

Die Weidenrinde enthält hauptsächlich Salicin, eine inaktive Wirkstoffvorstufe, die erst im Darm und in der Leber zu Salicylsäure umgewandelt wird. Diese Säure diente übrigens als Vorlage für die synthetisch hergestellte Acetylsalicylsäure (ASS), die zur Gruppe der nicht steroidalen Antirheumatika (NSAR) gehört (siehe S. 49). Außerdem finden sich in der Weidenrinde Gerbstoffe, Pflanzensäuren und Flavonoide. Letztere gehören zu den sekundären Pflanzenstoffen, denen ebenfalls eine gesundheitsfördernde Wirkung nachgesagt wird. Ebenso wie der Brennnesselblätter-Extrakt hemmt auch der Weidenrinden-Extrakt bestimmte entzündungsfördernde Substanzen, wodurch bei Arthrose-Patienten Entzündung und Schmerzen gelindert werden.

Im Gegensatz zu ASS ist die Weidenrinde wesentlich verträglicher. Dies haben auch verschiedene klinische Untersuchungen gezeigt: So wirkte Weidenrinden-Extrakt bei Arthrosen des Hüft- und Kniegelenkes deutlich schmerzlindernd – und zwar erheblich stärker als ein Scheinmedikament (Placebo). Die unerwünschten Arzneimittelnebenwirkungen des Phytopharmakons entsprachen denen des Scheinmedikaments, waren also mehr oder weniger nicht vorhanden. Die Weidenrinde kann folglich vor allem bezüglich der Nebenwirkungen auf den Magen-Darm-Trakt als gut verträgliche Therapie eingestuft werden.

Afrikanische Teufelskralle (Harpagophytum procumbens)

Die Teufelskralle ist in den Savannen und Steppen Namibias und Südafrikas beheimatet. Da in Deutschland die Nachfrage nach Teufelskralle stark gestiegen ist, gilt die Pflanze in ihrer Heimat mittlerweile als stark bedroht. Dies stellt die Wissenschaft jedoch vor ein großes Problem, denn die Kultivierung außerhalb Afrikas hat sich als sehr schwierig erwiesen.

Für medizinische Zwecke werden die zerkleinerten und getrockneten, bis zu 600 g schweren Sekundärwurzeln verwendet, die entzündungshemmende und abschwellend wirkende Iridoidglykoside enthalten. Diese Bitterstoffe verringern den Arthrose-Schmerz, verbessern die Beweglichkeit und sollen sogar den Ge-

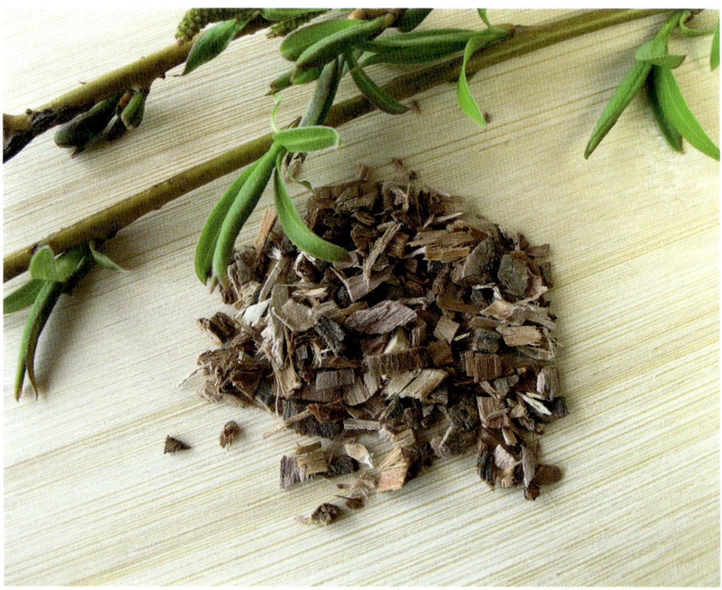

Weidenrinde ist in der Regel gut verträglich.

lenkknorpel schützen. Wenn Sie Teufelskralle-Dragees zusätzlich zu synthetischen Schmerzmitteln einnehmen, können Sie deren Dosis deutlich senken. Dabei spielt vor allem das zur Gruppe der Iridoidglykoside gehörende Harpagosid eine wichtige Rolle. Allerdings sind noch nicht alle wirksamen Inhaltsstoffe der Pflanze bekannt.

Die Mediziner sind sich auch nicht einig darüber, in welcher Anwendungsform die Wurzel der Teufelskralle am besten wirkt. Da der Tee ziemlich bitter schmeckt, eignen sich hochdosierte Extrakte in Form von Tabletten oder Kapseln aus der Apotheke wohl besser. Studien haben gezeigt, dass es mindestens drei bis vier Monate dauert, bis sich die Wirkung des Extraktes voll entfaltet. Daher sind Teufelskrallen-Medikamente nicht geeignet für die Behandlung akuter, starker Schmerzen.

!

Durch die zusätzliche Einnahme von Teufelskralle kann der Gebrauch synthetischer Schmerzmittel gesenkt werden.

Therapie mit Nahrungsergänzungsmitteln

Speziell für Arthrose-Patienten entwickelte Nahrungsergänzungsmittel aus der Apotheke oder Drogerie enthalten Substanzen, die für die intakte Funktion vor allem des Gelenkknorpels benötigt werden. Sie können – begleitend beispielsweise zu einer Schmerztherapie mit nicht steroidalen Antirheumatika (NSAR) – den Verlauf der Arthrose günstig beeinflussen. Ist die Erkrankung jedoch bereits fortgeschritten, können diese frei verkäuflichen Nahrungsergänzungsmittel nicht mehr helfen.

Glukosamin-/Chondroitinsulfat, Kollagenhydrolysat

Wie bereits auf Seite 57 beschrieben, enthält die Gelenkschmiere Hyaluronsäure. Diese gehört zur chemischen Gruppe der Glukosamine und kann nicht nur direkt in das Gelenk injiziert, sondern auch in Form von Lösungen etc. geschluckt werden. Die so verabreichte Hyaluronsäure ist in der Regel bioaktiv, das heißt, sie aktiviert die vorhandenen Knorpelzellen zur Produktion von körpereigener Hyaluronsäure.

Chondroitin ist ebenfalls ein wichtiger Bestandteil des menschlichen Knorpels. Die bioaktive Form ist Chondroitinsulfat. Diese Substanz schützt den Knorpel und ermöglicht, dass die von den Knorpelzellen benötigten Nährstoffe durch das Knorpelgewebe gelangen können. Ein Mangel daran führt zu einer Minderversorgung der Knorpelzellen mit Nährstoffen und damit zu deren Absterben. Außerdem reduziert Chondroitin die Aktivität der knorpelabbauenden Enzyme.

Glukosamin- und Chondroitinsulfat werden meist in Kombination angeboten, da sich ihre ergänzenden Wirkungen dann besonders gut entfalten sollen. Die Wirksamkeit des Komplexes wurde jedoch bis heute wissenschaftlich noch nicht eindeutig nachgewiesen. Klinische Studien zu dieser Thematik zeigten nicht den gewünschten Erfolg.

Ebenso wie Glukosamin- und Chondroitinsulfat spielt auch Kollagen eine wichtige Rolle für den Aufbau der Gelenke. Deshalb gilt auch Kollagenhydrolysat als geeignetes Nahrungsergänzungsmittel bei Arthrose, allerdings nicht bei Patienten mit einer bereits fortgeschrittenen Arthrose. Zwar zeigen experimentelle Studien, dass Kollagenhydrolysat die Kollagensynthese der Chondrozyten (im Knorpelgewebe lokalisierte Zellen) anregt, jedoch fehlen aussagekräftige klinische Studien zu dieser Thematik. Von Nutzen könnte die Zufuhr von Kollagenhydrolysat für Personen mit einem erhöhten Risiko für degenerative Gelenkerkrankungen sein. Dies betrifft vor allem ältere Menschen, Personen mit Übergewicht und solche, deren berufliche oder sportliche Aktivitäten eine Arthrose begünstigen, Menschen mit schwereren Gelenkverletzungen in der Vorgeschichte sowie Personen mit einer genetischen Veranlagung für eine Arthrose.

!

Bei Übergewicht oder schweren Gelenkverletzungen in der Vergangenheit eignet sich die Einnahme von Kollagen.

Grünlippmuschel-Extrakt

Die Grünlippmuschel ist ausschließlich in Neuseeland beheimatet, wo sie auch gezüchtet wird und als Delikatesse gilt. Sie enthält hauptsächlich Proteine wie Glukosamine, gefolgt von Kohlenhydraten sowie Lipiden, vor allem die gesunden Omega-3-Fettsäuren. Außerdem finden sich in der Muschel Mineralstoffe und Spurenelemente wie Magnesium, Kalium, Kalzium und Natrium.

Vor einigen Jahrzehnten fanden verschiedene Wissenschaftler, dass die Ureinwohner Neuseelands, die Maoris, bis in das hohe Alter sehr gesund sind. Vor allem bei den Bewohnern der Küstenstriche wurde nur selten eine Arthrose festgestellt.

Auf der Suche nach einer Erklärung für dieses Phänomen stießen sie auf den reichlichen Verzehr der Grünlippmuschel. Deren Inhaltsstoffe sind wohl für den guten Zustand der Gelenke der Maoris verantwortlich.

Im Vordergrund stehen hier die Lipide, vor allem die speziellen Omega-3-Fettsäuren, in Kombination mit dem hohen Anteil an Glukosaminen.

An der Universität Bundoora in Australien haben Wissenschaftler der „Natural Products Research Group" die Fettsäuren aus der Grünlippmuschel isoliert und analysiert. Sie fanden dabei bisher unbekannte Omega-3-Fettsäuren mit signifikanten entzündungshemmenden Eigenschaften, die nachweislich bei Rheuma und Arthrose helfen.

Der Extrakt der Grünlippmuschel wird in Apotheken und Drogerien als Nahrungsergänzungsmittel angeboten. Nebenwirkungen wie Magen-Darm-Probleme wurden bis jetzt nur sehr selten beobachtet. Für Menschen mit einer Allergie auf Muscheleiweiß ist der Grünlippmuschel-Extrakt nicht geeignet.

!

Durch den regelmäßigen Verzehr soll die Funktion der Gelenke wieder unterstützt werden.

Vitamin E

In verschiedenen klinischen Studien hat sich gezeigt, dass eine ergänzende Therapie mit hochdosiertem Vitamin E Arthrose-Schmerzen lindern und die Beweglichkeit verbessern kann. Außerdem hat sich gezeigt, dass Patienten so deutlich weniger nicht steroidale Antirheumatika (NSAR) nehmen müssen. Vitamin E unterstützt den Regenerationsprozess des Knorpels bei Arthrose. Zudem wirkt es direkt am betroffenen Gelenk einer Entzündung im Rahmen einer aktivierten Arthrose entgegen und verlangsamt deren Fortschreiten. Darüber hinaus bekämpft Vitamin E die sogenannten freien Radikale, hochreaktive Sauerstoffmoleküle, die den Gelenkknorpel angreifen können und Entzündungen fördern. Das Vitamin hemmt zusätzlich Enzyme und Botenstoffe, die eine Entzündung aktivieren und unterstützen können.

!

Pflanzenöle, Nüsse und Getreide enthalten viel Vitamin E.

Physikalische Therapie

Bewegung ist wichtig – auch und vor allem bei einer Arthrose-Erkrankung. Sich bei einer Arthrose nicht zu bewegen, aus Angst, dass die Gelenke verschleißen könnten, ist völlig falsch. Denn erst durch die (richtige) Bewegung werden die Gelenke „geschmiert“.

Die physikalische Therapie beinhaltet neben der Bewegungstherapie auch Behandlungen mit Kälte und Wärme sowie mit elektrischen Strömen. All diese Anwendungsformen können zu Beginn der Erkrankung die Progression aufhalten und im fortgeschrittenen Stadium als ergänzende Maßnahme Beschwerden und Funktionseinschränkungen lindern.

!

Viele Betroffene vermeiden jede Bewegung aus Angst, das Gelenk könne verschleißen.

Bewegungstherapie (Physiotherapie)

Physiotherapie hilft, sowohl akute als auch chronische Schmerzen zu verringern. Ein speziell auf den Patienten abgestimmtes

Krafttraining stärkt und kräftigt die Muskeln des betroffenen Gelenks. Starke Muskeln unterstützen das Gelenk und verleihen ihm mehr Stabilität. Mit aktiven und passiven Dehn- und Bewegungsübungen im Rahmen der Krankengymnastik soll die Beweglichkeit des Gelenkes erhöht und einer Verkürzung der Muskeln entgegengewirkt werden. Eine bereits bestehende Muskelverkürzung kann mit solchen Übungen wieder rückgängig gemacht werden. Aber auch Koordinations- und Gleichgewichtsübungen gehören zur Bewegungstherapie. Entscheidend für den Erfolg ist, dass Sie die Übungen regelmäßig machen – sowohl unter Anleitung des Physiotherapeuten als auch zu Hause.

!

Die Übungen müssen kontinuierlich durchgeführt werden, damit sich eine Wirkung zeigt.

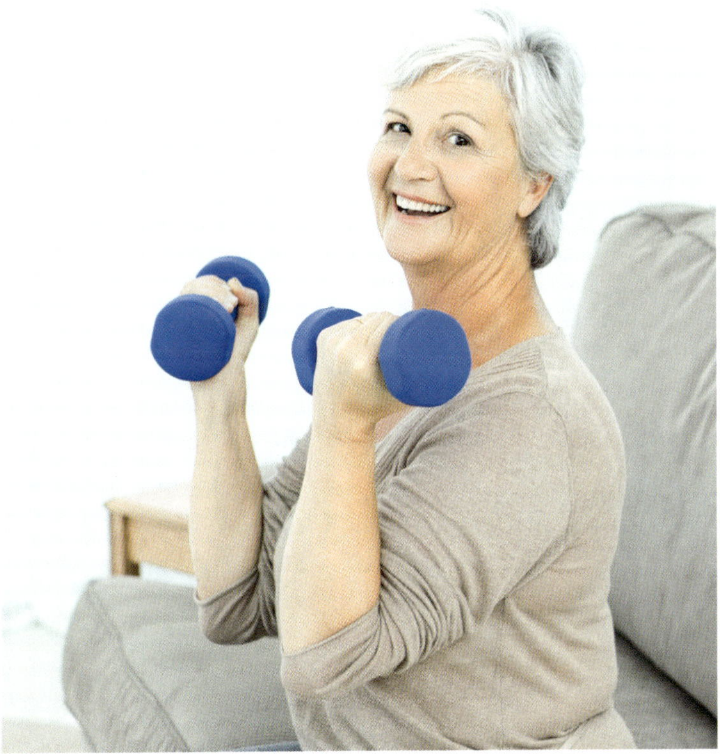

Entscheidend ist, dass Sie die Übungen regelmäßig machen – auch zu Hause.

Thermotherapie

!

Mal warm, mal kalt – bei Arthrose helfen Wärme und Kälte gleichermaßen.

Bei einem chronischen Verlauf der Arthrose, ohne akut bestehende Entzündung, empfinden viele Betroffen die Behandlung mit Wärme als sehr angenehm. Dosierte Wärme, beispielsweise in Form warmer Packungen, Auflagen und Bäder, vor allem Thermalbäder, lockern die verspannte Muskulatur und steigern die Durchblutung. Auf diese Weise werden die Beweglichkeit verbessert und Schmerzen gelindert.

Aus eigener Erfahrung kann ich die positiven Wirkungen der Wärmetherapie nur bestätigen. Vor über zehn Jahren wurde bei mir eine Arthrose des linken Kniegelenkes im mittleren Stadium festgestellt. Schmerzen bei Belastung, manchmal auch in Ruhe, eingeschränkte Beweglichkeit und auch Gelenkentzündungen treten immer wieder auf.

Seit nunmehr sieben Jahren fahre ich regelmäßig zweimal jährlich nach Abano Terme in Italien, das wichtigste und älteste Thermalzentrum Europas. Diese Region ist berühmt wegen ihrer Thermalwasserquellen, einem Brom-Jod-Sole-Schwefel-Wasser, das leicht radioaktiv ist, und die Basis für den Heilschlamm – Fango – bildet, der dort in speziellen Becken aufbereitet wird. Die Quellen entspringen mit einer Temperatur bis zu 87 °C aus rund 3000 Metern Tiefe dem Monte Irone. Thermalwasser und Fango sollen eine heilende Wirkung besonders bei Gelenkerkrankungen haben.

Der jeweils 14-tägige Aufenthalt in Abano lindert über einige Monate meine Arthrose-Beschwerden deutlich. Die Schmerzen gehen zurück, mein Kniegelenk ist beweglicher, Schwellung und Entzündung verschwinden. Außerdem kann ich meinen Schmerzmittelverbrauch erheblich senken. Natürlich kann auch der Aufenthalt in Abano die Arthrose nicht heilen, aber zumindest zeitweise die Beschwerden verringern.

Bei einer akuten Entzündung hat sich die lokale Kältebehandlung als sehr effektiv erwiesen. Dazu dienen Kühlgelpackungen, kalte Umschläge oder eine Eismassage. Zu Hause können Sie auf bewährte Hausmittel zurückgreifen, zum Beispiel Packungen mit kaltem Quark. Diese Kälteanwendungen blockieren die Schmerzsensoren und verringern die Schmerzen – und dieser Effekt kann über mehrere Stunden anhalten.

Sowohl die Wärme- als auch die Kälteanwendungen sollten Sie vorab mit Ihrem Arzt besprechen, denn nicht jede Anwendung ist gleichermaßen in jedem Stadium der Erkrankung geeignet.

Dosierte Wärme lockert die verspannte Muskulatur und steigert die Durchblutung.

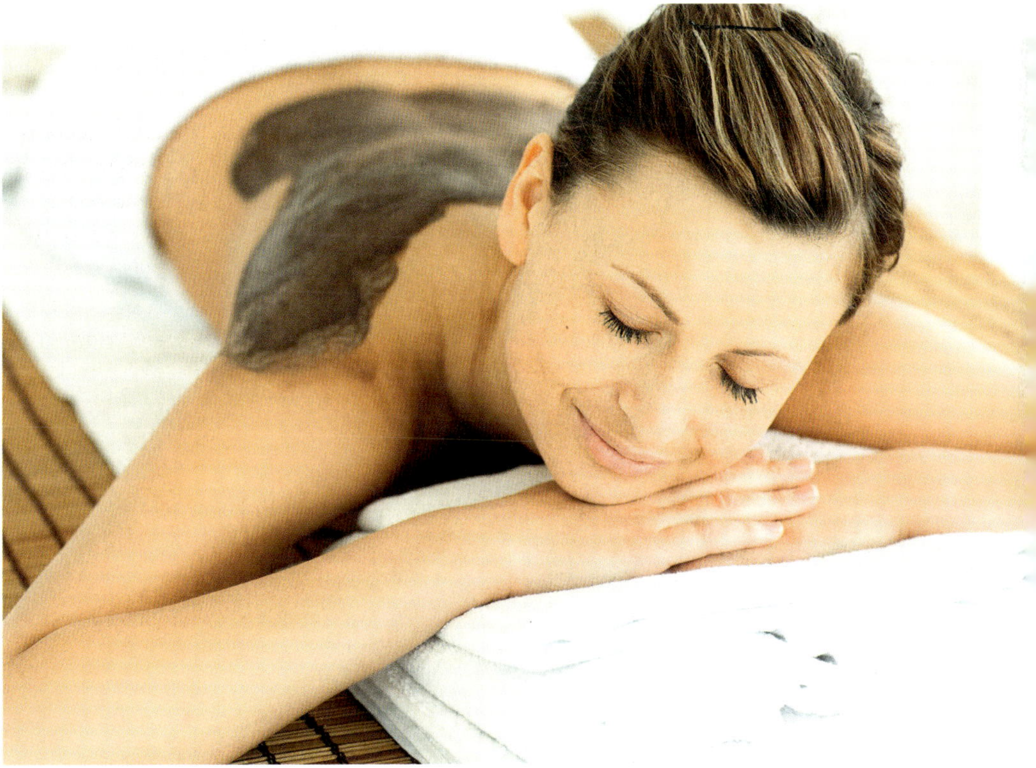

!

Die TENS eignet sich zur Ergänzung der medikamentösen Schmerztherapie.

Elektrotherapie

Mithilfe elektrischer Ströme soll die Weiterleitung von Schmerzsignalen verhindert oder zumindest deutlich verlangsamt werden. Außerdem werden die Geweberegeneration und die Durchblutung verbessert. Zu den bekanntesten Verfahren der Elektrotherapie gehört die TENS-Therapie, die Transkutane Elektrische Nervenstimulation. Dabei werden elektrische Ströme – abwechselnd in niedrigen und hohen Frequenzen – über Elektroden, die auf die Haut des betroffenen Gelenkes aufgeklebt sind, verabreicht. Die Anwendung ist nicht schmerzhaft, sondern verursacht lediglich ein leichtes Kribbeln und kann zu Hause durchgeführt werden. Auch mit dieser Methode sollen Schmerzen – akute und chronische – fühlbar reduziert werden.

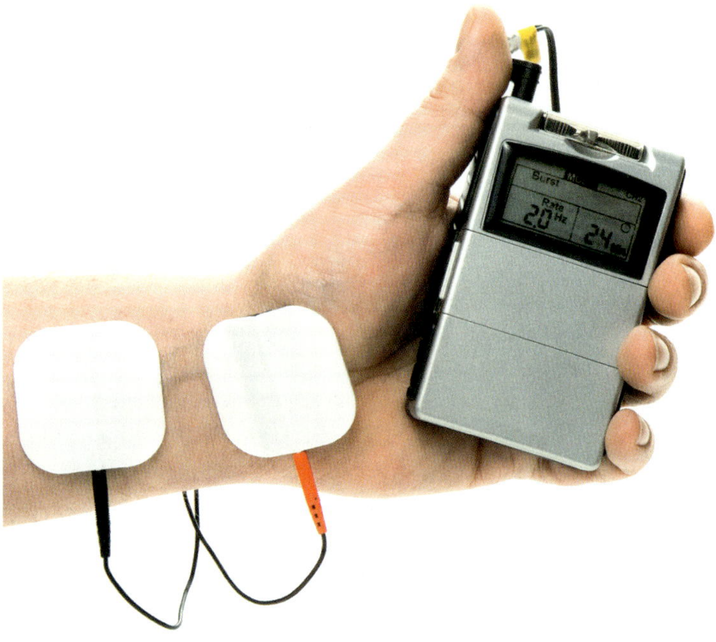

Bei der TENS-Therapie werden über die Haut elektrische Ströme verabreicht. So sollen Schmerzen reduziert werden.

Erreicht wird die Schmerzlinderung dadurch, dass durch die elektrischen Ströme die Aktivität der Schmerzrezeptoren in und unterhalb der Haut (sogenannte Nozizeptoren) reguliert wird. Außerdem wird im Gehirn die Freisetzung körpereigener Substanzen zur Schmerzhemmung, die „endogenen Morphine" oder „Endorphine", stimuliert. Die TENS stellt damit eine gute Ergänzung zur klassischen Schmerztherapie mit Medikamenten dar.

!

Die Elektrotherapie kann die Schmerzen lindern, die Arthrose jedoch nicht heilen.

Akupunktur

Bei der Akupunktur handelt es sich um eine Heilmethode, die durch die wechselnde Beeinflussung genau festgelegter Hautpunkte bestimmte Erkrankungen und Störungen menschlicher Organe und ihrer Funktionen bessert oder beseitigt. Basis dieser zur Traditionellen Chinesischen Medizin (TCM) zählenden Behandlungsmethode ist die Annahme, dass zwischen Haut und inneren Organen bekannte Wechselwirkungen bestehen, die dann durch die Akupunktur stimuliert werden. Die Grundlagen der Akupunktur wurden bereits vor über 2000 Jahren im Rahmen der TCM formuliert. Mittlerweile findet die Akupunktur wie die gesamte TCM auch in der westlichen Welt immer mehr Anhänger.

Die Traditionelle Chinesische Therapie (TCM)

Im Mittelpunkt der TCM steht die Vorstellung von einer im Körper fließenden Lebensenergie mit dem chinesischen Namen Qi oder Chi, aus der alle Vorgänge im Körper resultieren. Krankheiten beruhen auf einer Störung des harmonischen Flusses von Qi. Eine Schwäche, Fülle oder sogar eine Blockade der Lebensenergie verursacht Schmerzen oder Funktionsstörungen in einem oder mehreren Organen. Die Nadelung der Akupunkturpunkte hat das Ziel, den gestörten Fluss von Qi aufzulösen und wieder in geregelte Bahnen zu lenken, also zu harmonisieren.

Die Untersuchungen zum schmerzlindernden Effekt haben zu kontroversen Ergebnissen geführt. So gibt es Studien, die über eine deutliche Wirkung berichten, andere dagegen haben keinen Erfolg festgestellt.

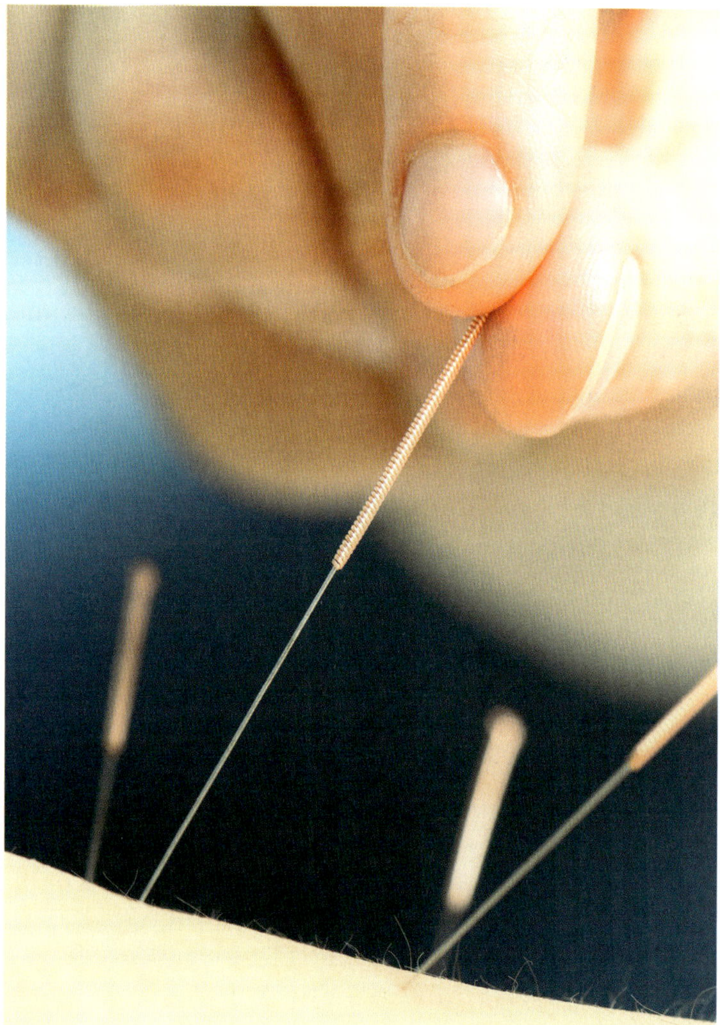

Die Erfolge von Akupunktur werden kontrovers diskutiert. Sie ist aber einen Versuch wert.

Operative Maßnahmen

!

Die Operation steht meist am Ende der Arthrose-Behandlung.

Der operative Eingriff bei Arthrose-Patienten dient vor allem dem Ersatz eines zerstörten Gelenkes durch ein künstliches, eine sogenannte Endoprothese. Aber auch gelenkerhaltende Operationen werden durchgeführt, um so die Beschwerden des arthrotisch veränderten Gelenkes zu lindern und seine Funktionsfähigkeit zu verbessern bzw. ein Gelenk zu versteifen.

Gelenkerhaltende Operationsverfahren (Umstellungs-Osteotomie)

Ursache einer Arthrose des Knie- oder Hüftgelenkes kann dessen Fehlstellung sein. Um diese zu beseitigen, wird eine gelenkerhaltende Umstellungs-Osteotomie (auch Korrektur-Osteotomie genannt) durchgeführt. Ziel dieser Maßnahme ist, dass die Gelenkflächen wieder besser aufeinander passen, die krankhaft schräge Beinachse wieder ausgeglichen und auf diese Weise der Druck auf das Gelenk besser verteilt wird. Dies wird durch Entfernung von Teilen des gelenknahen Knochens erreicht. Für diesen orthopädisch-chirurgischen Eingriff müssen einige Voraussetzungen erfüllt sein. Dazu gehört unter anderem, dass die weniger belastete Gelenkseite nicht beschädigt sein darf. Ist das ganze Gelenk bereits von der Arthrose betroffen, ist dieser Eingriff nicht anzuraten. Außerdem muss der Patient diszipliniert sein für eine langwierige und anstrengende Nachbehandlung. Dazu gehört beispielsweise, dass der Knochen bis zu seiner Ausheilung nicht belastet werden darf. Dieser Zeitraum beträgt rund sechs Wochen, auch anschließend ist zuerst nur eine Teilbelastung möglich.

Die Entfernung der Gelenkinnenhaut sollte nur vorgenommen werden, wenn eine Entzündung auch nach einer längeren Behandlung mit Medikamenten nicht verschwunden ist oder das Gelenk nicht mehr richtig bewegt werden kann.

!

Gelenkerhaltende Operationen können zu einer langfristigen Beschwerdefreiheit führen.

Zu den gelenkerhaltenden Therapieverfahren gehören auch folgende operative Eingriffe:

Abrasions-Arthroplastik: Bei einer Kniearthrose glättet der Arzt im Rahmen einer Arthroskopie (siehe Seite 42) die oberste Knorpelschicht am Gelenk. Die daraus resultierenden Blutungen aus dem intakten Knochen sollen die körpereigenen Reparaturmechanismen stimulieren und so zum Aufbau von neuem Knorpelmaterial führen. Dies geschieht meist innerhalb von vier Wochen. Jedoch ist das „neue" Knorpelgewebe deutlich weniger belastbar.

Pridie-Bohrung: Diese Therapieoption bei einer Kniearthrose ähnelt stark der Abrasions-Arthroplastik. Der Arzt verursacht am Knochen unter dem schadhaften Knorpel sehr kleine punktförmige Verletzungen, wodurch das Knochenmark zur Bildung von Faserknorpel stimuliert wird. Die Blutung aus dem intakten Knochen heraus soll so die Bildung von Ersatzknochen anregen. Der neue Faserknorpel ist allerdings nicht so belastbar wie der ursprüngliche.

Implantation von Karbonfaserstiften: Der Chirurg bohrt feine Kanäle in den geschädigten Gelenkbereich, in die er die Karbonfaserstifte einsetzt, die das Wachstum von Bindegewebszellen tief im Knochen anregen sollen. Auf diese Weise soll sich nach einiger Zeit am Gerüst des Faserstiftes eine neue Knorpeloberfläche bilden.

Gelenkversteifung (Arthrodese)

Manchmal kann es sinnvoll sein, ein Gelenk irreversibel zu versteifen. Dies trifft vor allem auf das obere und untere Sprunggelenk, das Fußwurzel- und Mittelfußknochengelenk, das Hand-, Fingerend- und Fingermittelgelenk, das Daumengrund- und Daumensattelgelenk sowie das Schulter- und Ellenbogengelenk zu. Ist ein solches Gelenk erheblich in seiner Funktion beeinträchtigt und verursacht es starke Schmerzen, spricht der Betroffene auf alle gängigen Behandlungsmethoden nicht an oder kommt ein Gelenkersatz nicht infrage, ist die Versteifung die letzte Möglichkeit. Dabei werden die angrenzenden Knochen so verbunden, dass sie miteinander verwachsen. Für die Fixierung der Knochen aneinander werden ähnliche Materialen (Schrauben, Platten, Nägel) wie bei der operativen Behandlung eines Knochenbruchs verwendet. Ob diese Fremdmaterialien später wieder entfernt werden, wird individuell entschieden.

Eine Gelenkversteifung ist eine endgültige Maßnahme, die in der Regel nicht rückgängig gemacht werden kann. Zwar verschwinden die Schmerzen, aber es wird auch jede Bewegung im operierten Gelenk unwiederbringlich verhindert. Deshalb muss die Entscheidung einer Versteifung außerordentlich sorgsam abgewogen werden.

!

Die Arthrodese reduziert Schmerzen, allerdings wird das Gelenk dauerhaft steif.

Gelenkersatz (Endoprothese)

Eine Endoprothese – eine Maßnahme, die ebenfalls nur durchgeführt wird, wenn alle anderen therapeutischen Optionen erfolglos waren – kommt hauptsächlich bei einer Arthrose von Knie, Hüfte oder teilweise auch der Schulter infrage. Wichtigster Vorteil der Endoprothese – mittlerweile ein chirurgischer Routineeingriff – ist, dass die Schmerzen nach dem Eingriff und einer entsprechenden Rehabilitationszeit verschwinden und das Gelenk wieder beweglich ist.

Dennoch hat auch das Ersatzgelenk Nachteile: Zum einen liegt die Lebensdauer der Prothesen trotz Entwicklung neuer Werkstoffe „nur“ zwischen zehn und 15 Jahren. Die Lebensdauer einer ausgewechselten Prothese ist noch kürzer. Aus diesem Grund versuchen die Ärzte, den Gelenkersatz zeitlich so weit wie möglich nach hinten zu schieben, das heißt nach Ausschöpfen aller anderen Therapieformen. Zum anderen können sich die künstlichen Gelenke auch lockern, sodass eine erneute Operation erforderlich wird.

Doch insgesamt gesehen, stellen die Endoprothesen für viele Patienten eine optimale Behandlungsart dar, sie verhelfen ihnen

!

Endoprothesen erleichtern den Alltag der Betroffenen.

zu Schmerzfreiheit und einer erheblich verbesserten Beweglichkeit. Diese Vorteile sowie die Verträglichkeit der Implantate und immer bessere Operationsverfahren minimieren das Risiko und führen bei den Patienten zu deutlich mehr Lebensqualität.

Knie-Endoprothese

In Deutschland erhalten jährlich mehr als 130.000 Patienten ein künstliches Kniegelenk. Bei der Knie-Endoprothese werden beschädigte Oberflächen- oder auch weitere Strukturen erneuert bzw. ganze Gelenke ersetzt (Total-Endoprothese, TEP). Dabei gilt: So wenig Ersatz wie nötig – so viel Schonung wie möglich! Im Rahmen einer solchen Operation können auch Fehlstellungen des Kniegelenkes korrigiert werden.

Heute unterscheidet man zwischen dem einseitigen Oberflächenersatz (Schlittenprothese), der doppelseitigen Knie-Endo-

Knie-Endoprothese

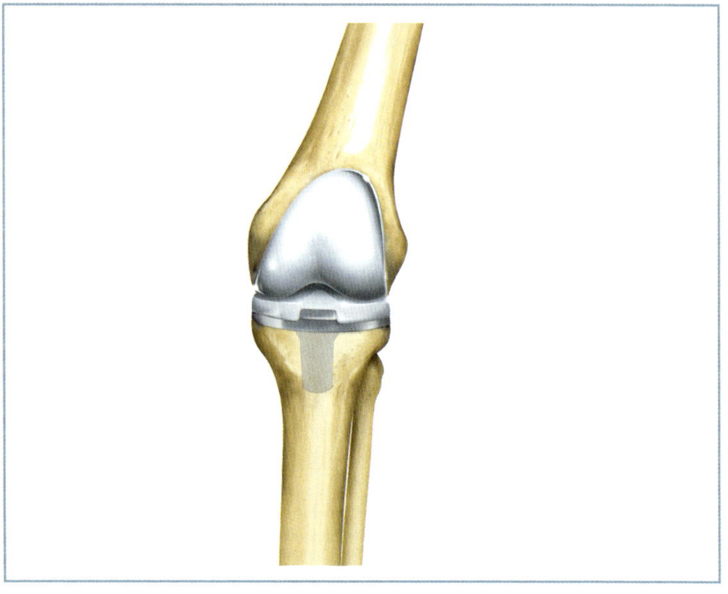

prothese und dem vollständigen Gelenkersatz mit Achsführung. Für jeden Prothesentyp stehen verschiedene Modelle zur Verfügung, aus denen der behandelnde Arzt anhand von Größe und Form des Kniegelenkes sowie anhand des Körpergewichts und der körperlichen Aktivität des Patienten das geeignete Modell auswählt.

!

Je nachdem, welcher Teil des Knies betroffen ist, werden spezielle Knie-Endoprothesen verwendet.

Zum Ersatz ausschließlich der inneren oder äußeren Seite des Kniegelenkes – beispielsweise bei einseitiger Knorpelabnutzung aufgrund von O-Beinen – eignet sich am besten die Schlittenprothese (unikondylärer Schlitten). Sie ersetzt nur auf einer Seite die beschädigte Knorpeloberfläche der Gelenkrollen am Oberschenkelknochen. Die restlichen intakten Gelenkstrukturen bleiben erhalten. Bei diesem kleinsten und unproblematischsten Gelenkersatz am Knie wird eine kufenförmige Metallkomponente auf eine der Oberschenkelrollen (Kondylen) aufgesetzt. Eine entsprechende Kunststoffgleitfläche für den Schlitten wird über ein Verankerungsteil am Schienbeinkopf aufgebracht, ebenfalls nur einseitig. Die Beweglichkeit des Kniegelenkes ist nach erfolgreicher Operation so gut wie nicht eingeschränkt. Ein weiterer Vorteil dieser Methode: Der Eingriff belastet Patienten bei Weitem nicht so stark wie der Ersatz mit einem Vollgelenk.

Bei Knorpelverschleiß auf der gesamten Gelenkfläche ersetzt ein kompletter Oberflächenersatz die abgenutzte Knorpeloberfläche. Dazu wird eine metallene Oberflächenprothese über die ganze Breite auf den Oberschenkelknochen aufgebracht. Eine Kunststoffplatte dient als Gleitfläche, die über ein Metallplateau je nach Knochenbeschaffenheit im Unterschenkelknochen verankert wird. Voraussetzung für diese Methode ist jedoch, dass die am Kniegelenk beteiligten Bänder, wie das vordere und hintere Kreuzband, noch voll funktionsfähig sind.

Sind neben den knöchernen und Knorpelstrukturen auch die Bänder des Kniegelenkes zerstört oder in ihrer Funktion stark beeinträchtigt, ist der vollständige Gelenkersatz mit Achsführung die Methode der ersten Wahl (Rotations-Knieprothese). Im Gegensatz zu den beiden vorher beschriebenen Prothesetypen (einseitiger Oberflächenersatz, doppelseitige Knie-Endoprothese) muss hier das künstliche Gelenk das Kniegelenk auch in der Längsachse des Beines stabilisieren. Nur so kann verhindert werden, dass sich das Gelenk seitlich verschiebt. Diese wohl komplizierteste Ersatzmethode bedeutet für den Patienten eine erhebliche körperliche und psychische Belastung und zieht eine relativ lange Rehabilitationsphase nach sich. Auch ist diese Prothese weniger lange haltbar als die anderen Prothesetypen.

Knie-Endoprothese im Röntgenbild

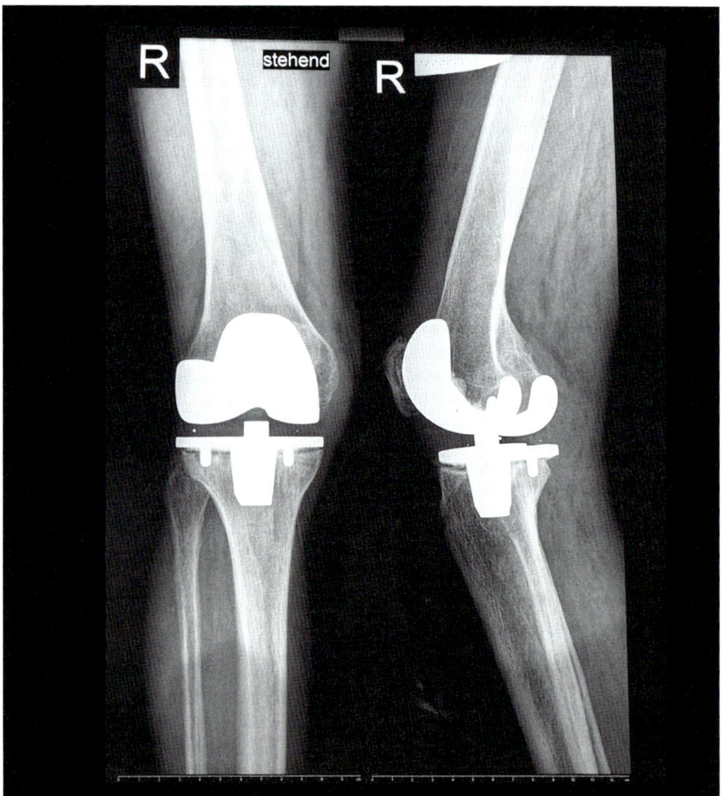

Es gibt drei Prothesetypen:
- Schlittenprothese = einseitiger Oberflächenersatz
- Doppelte Knie-Endoprothese
- Rotations-Knieprothese = vollständiger Oberflächenersatz

!

Ein künstliches Kniegelenk hält durchschnittlich zehn bis 15 Jahre.

Bei der Knie-Endoprothese wird nicht nur zwischen den drei Prothesetypen, sondern auch zwischen zementierter und nicht zementierter Prothese unterschieden. Bei ersterer wird das künstliche Kniegelenk mit dem sogenannten Knochenzement verbunden. Dieser härtet schnell und stellt sofort eine stabile Verbindung zwischen Prothese und Knochen her. Die zementierte Prothese ist nach der Operation schnell belastbar. Dagegen werden bei der zementfreien Knieprothese die künstlichen Strukturen im Knochen verschraubt oder verklemmt. Der Knochen wächst dann mit der Zeit an der Prothesenoberfläche an und wird auf diese Weise fixiert.

Bitte beachten Sie in den ersten Wochen nach der Operation folgende Hinweise:
- Gehen Sie keinesfalls in die Hocke oder knien sich hin.
- Überkreuzen Sie nicht beim Sitzen oder Liegen die Beine.
- Heben und tragen Sie keine schweren Lasten.
- Vermeiden Sie eine hohe Kraftanstrengung oder schwere körperliche Arbeit.
- Halten Sie sich beim Umgang mit Gehhilfen an die Ratschläge des Physiotherapeuten.
- Setzen Sie beim Gehen die Füße nicht nach innen oder außen gedreht auf.
- Schlafen Sie auf dem Rücken oder legen Sie bei Seitenlage ein Kissen zwischen die Knie, damit sich die Beine überkreuzen.
- Fahren Sie erst dann selbst Auto, wenn Sie auf Gehhilfen verzichten können.

Hüft-Endoprothese

Ebenso wie der Kniegelenkersatz ist auch der Hüftgelenkersatz heute ein Routineeingriff. Auch hier gilt: Das neue Gelenk muss optimal sitzen, die natürliche Gelenkfunktion übernehmen, von den Schmerzen befreien und die Beweglichkeit wieder herstellen. Bei der Hüft-Endoprothese wird zwischen Totalprothesen (TEP) mit Hüftschaft, Hüftkopf und Hüftpfanne und Teilprothesen unterschieden, die in vielen Fällen bei Schenkelhalsbrüchen verwendet werden. Bei Teilprothesen bleibt die natürliche Hüftpfanne erhalten.

Es gibt zementierte und nicht zementierte Hüft-Endoprothesen. Bei ersterer wird die Kunststoffpfanne in das Lager im Becken eingeklebt – und zwar mithilfe einer dünnen knetbaren Kunststoffschicht (Knochenzement), die innerhalb von Minuten aushärtet. Dadurch besteht kein direkter Kontakt zwischen Knochen und Pfanne. Auch der Schaft wird mit dem Knochenzement im Oberschenkelknochen fixiert. Auf diesen Schaft wird ein sehr fester Keramik- oder Metallkopf aufgesteckt, der sich dann in der Kunststoffpfanne bewegt.

> **!**
> Vorteil der zementierten Prothese: sofortige, feste Verankerung der Prothese in den Knochen.

Die zementierte Hüft-Endoprothese kann aufgrund der sofort bestehenden Festigkeit theoretisch nach der Operation direkt voll belastet werden. Damit sich jedoch die am Gelenk beteiligten Weichteile wie Muskeln, Sehnen und Haut stabilisieren können, ist eine Schonung des Beines ratsam. Dennoch kann der Patient bereits am ersten Tag nach der Operation einige Schritte gehen. Innerhalb von sechs Wochen kann die Hüfte wieder normal belastet werden. Die zementierte Prothese eignet sich vor allem für ältere Patienten und Menschen, die beispielsweise an einer Osteoporose leiden.

Die nicht zementierte Hüft-Endoprothese wird in ein vom Chirurgen exakt gefrästes Prothesenlager eingepasst. Die Oberfläche des verwendeten Materials (Stahl oder Titan) wird aufgeraut, sodass der Knochen gut einwachsen und mit der Oberfläche eine feste Verbindung herstellen kann. Da bei dieser Prothesenart beim eventuell notwendigen Wechsel des künstlichen Gelenkes kaum Knochenmaterial zerstört werden muss, wird die nicht zementierte Endoprothese vor allem bei jüngeren Patienten verwendet. Voraussetzung ist jedoch, dass die Knochenstruktur, in die die später belasteten Anteile des künstlichen Gelenkes eingesetzt werden, völlig intakt ist. Im Gegensatz zur zementierten Endoprothese darf bei der nicht zementierten eine Vollbelastung keinesfalls vor der achten Woche nach dem Eingriff erfolgen.

!

Nachteile der nicht zementierten Prothese: Sie darf erst nach acht Wochen belastet werden.

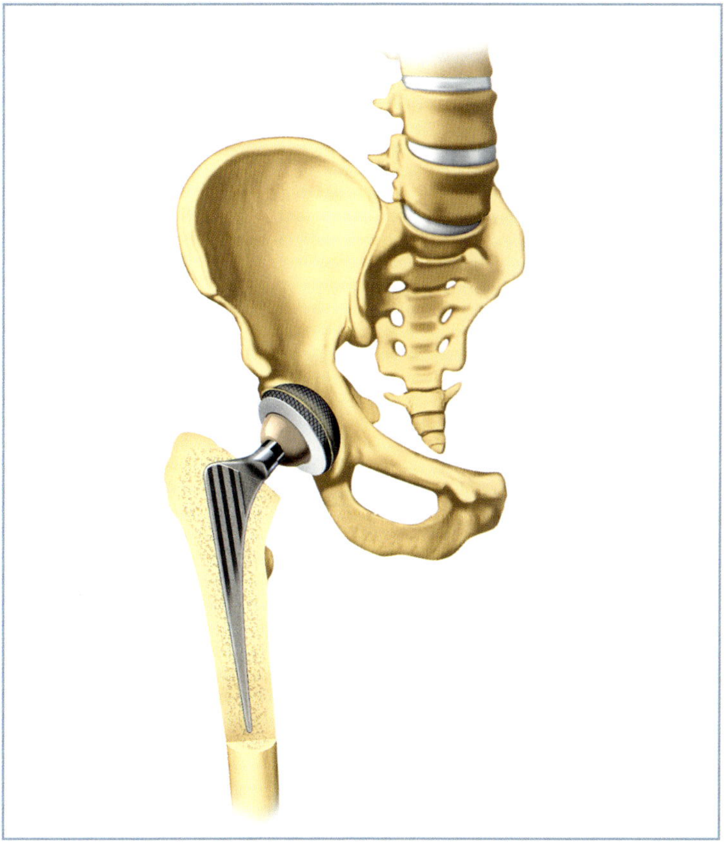

Hüft-Endoprothese

Bitte beachten Sie nicht nur in den ersten Monaten nach der Operation:

- Überschreiten Sie nie die vom Arzt vorgegebenen Belastungsgrenzen.
- Nehmen Sie regelmäßig die Nachuntersuchungen wahr.
- Liegen und sitzen Sie richtig.
- Schlafen Sie möglichst auf dem Rücken, legen Sie bei Seitenlage immer auf der nicht operierten Seiten ein Kissen zwischen die Knie, um das Kreuzen der Beine zu vermeiden.
- Sitzen Sie nicht mit überkreuzten Beinen und setzen Sie sich möglichst aufrecht hin.
- Meiden Sie sehr tiefe oder extra weiche Sessel.
- Setzen Sie sich besser auf einen Stuhl als auf die Couch.
- Beugen Sie die neue Hüfte in den ersten drei Monaten nach der Operation nie stärker als im 90°-Winkel.
- Benutzen Sie einen Trolley zum Einkaufen, schleppen Sie keine Taschen oder Tüten.
- Meiden Sie unnötiges Bücken beim Anziehen der Schuhe, legen Sie dazu besser den Unterschenkel erhöht ab oder benutzen einen langen Schuhlöffel.
- Heben Sie keine schweren Lasten.
- Gehen Sie nicht in die Hocke.
- Bücken Sie sich richtig.
- Stellen Sie Ihre Fußspitzen beim Gehen und Stehen lieber etwas nach außen, als sie nach innen zu drehen; halten Sie sie am besten gerade.
- Wenn Sie sich umdrehen, lassen Sie Ihre Füße immer in die Richtung folgen, in die auch der Oberkörper zeigt.

Schulter-Endoprothese

Wie bei allen Endoprothesen, so ist das Ziel der Schulter-Endoprothese die Schmerzreduktion sowie die verbesserte Gelenkfunktion. Die Schulterbeweglichkeit nach der Operation hängt jedoch ab vom Zustand der Weichteile, Muskulatur, Sehnen und der Gelenkkapsel. Sind aufgrund einer länger andauernden Bewegungseinschränkung die Sehnen und die Gelenkkapsel verkürzt, so kann auch das künstliche Gelenk nicht zu einer vollständig freien Schulterbewegung führen. Daher gilt: Nicht zu lange den Gelenkersatz hinauszögern, aber auch nicht zu früh eine Prothese einsetzen.

!

Mehr Beweglichkeit und weniger Schmerzen.

Bei einem einseitigen Abrieb an der Schulter, das heißt, der Verschleiß hat nur am Oberarmkopf oder nur an der Schulterpfanne stattgefunden, kann auch nur ein Teil – in der Regel der Oberarmkopf – ersetzt werden. Man spricht dann von einer Hemiprothese. Bei der Vollprothese werden dagegen sowohl der Oberarmkopf als auch die Pfanne ersetzt. Andere Schulterprothesentypen sind der Oberflächenersatz – auch Cup-Prothese genannt – und die inverse Prothese wie auch die bipolare Schulterprothese. Eine weitere Gruppe bilden die sogenannten schaftfreien Schulterprothesen.

Bei der Schulterkappenprothese (Cup-Prothese) handelt es sich um einen künstlichen Oberflächenersatz für den zerstörten Oberarmkopf. Der Knorpel- bzw. Knochenabrieb auf der Kugel des Oberarmkopfes – der nicht zerstört sein darf – wird mit einer Metallkappe überkleidet. Dabei kann die Kappe zementiert oder auch zementfrei verankert werden. Haupteinsatzgebiet der Cup-Prothese sind rheumatische Zerstörungen des Schultergelenkes (Rheumaschulter), die Schulterarthrose und die Humeruskopfnekrose, ein Absterben des Oberarmkopfes, wodurch der Knochen weich und in der Belastungszone weniger tragfähig wird. Die Vorteile der Cup-Prothese bestehen in der Einsparung von Knochen: Die Oberfläche des Oberarmkopfes wird vorgefräst, größere

!

Auch bei der Endoprothese für die Schulter stehen verschiedene Ausführungen zur Verfügung.

Teile davon müssen nicht entfernt werden. Außerdem muss der Oberarmschaft nicht eröffnet werden, da kein Prothesenstiel notwendig ist. Die Operation erfolgt über kleine Zugänge, ist also minimalinvasiv.

Die schaftfreie Schulterprothese gewährleistet meist einen besseren Zugang zur verschlissenen Schulterpfanne und wird – wie der Name bereits sagt – ohne Stil bzw. Schaft verankert, sondern beispielsweise über spezielle Schrauben.

Das inverse Schultergelenk ist im Vergleich zu einem normalen künstlichen Schultergelenk umgekehrt – invers – konstruiert. Bei normalen Schulterprothesen sitzt die Kugel des künstlichen Gelenkes auf dem künstlichen Oberarmschaft. Die künstliche Schulterpfanne wird dort eingebaut, wo die knöcherne – zerstörte – Schulterpfanne liegt. Bei der inversen Prothese sitzen die Kugel auf der Schulterpfanne und die künstliche Schulterpfanne auf dem Oberarmschaft. Dadurch wird das Drehzentrum der Schulter nach unten und innen verlagert. So ist man nur auf einen Muskel zur Funktion der Prothese angewiesen, während

Schulter-Endoprothese

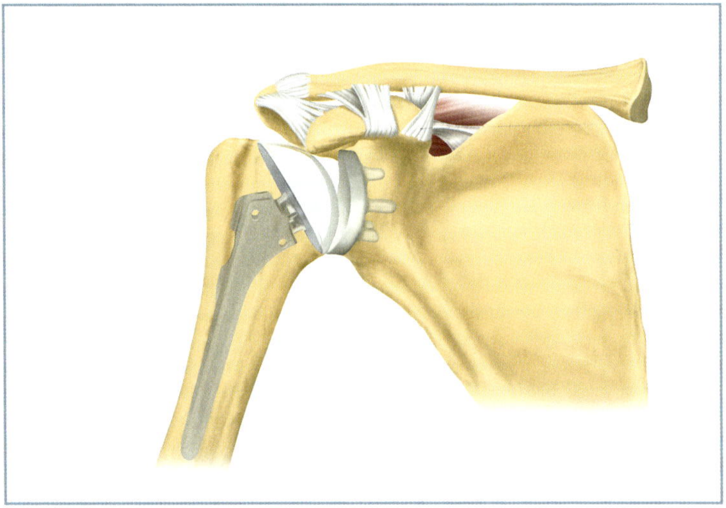

bei der normalen Schulterprothese die Muskeln der Rotatorenmanschette für eine intakte Funktion benötigt wird. Daher eignet sich die inverse Schulterprothese bei einem Verschleiß des Schultergelenkes und gleichzeitigem umfangreichen Riss der Schultermuskulatur.

Die bipolare Schulterprothese besitzt einen doppelt gelagerten Kopf und wird bei Schmerzen aufgrund von Schulterverschleiß und gleichzeitig vorliegendem Riss in der Rotatorenmanschette verwendet. Mit dieser Prothese wird die Rotation von Arm und Schulter verbessert.

Die unterschiedlichen Schulter-Endoprothesen

Hemiprothese: Es wird nur die Schulterpfanne oder der Oberarmkopf ersetzt, je nachdem, welcher Teil vom Verschleiß betroffen ist.

Vollprothese: Es werden sowohl Oberarmkopf als auch Schulterpfanne ersetzt, da beide vom Verschleiß betroffen sind.

Oberflächenersatz/Cup-Prothese: Künstlicher Oberflächenersatz des zerstörten Oberarmkopfes.

Inverse Prothese: Eignet sich bei Verschleiß des Schultergelenkes bei gleichzeitigem Riss in der Schultermuskulatur.

Bipolare Prothese: Wird eingesetzt bei Schulterverschleiß mit gleichzeitigem Riss in der Rotatorenmanschette.

Schaftfreie Prothese: Weniger aufwendiger Ersatz der Schulterpfannenprothese mittels Schrauben.

Bewegung mit einem künstlichen Gelenk

Gerade mit künstlichen Gelenken ist es wichtig, dass Sie sich sportlich bewegen. Laut einer aktuellen Studie lässt sich durch regelmäßigen, aber gemäßigten Sport die Lebensdauer von Endoprothesen verlängern. Sobald Ihr Arzt festgestellt hat, dass das

!

Nach Einsatz einer Endoprothese ist Bewegung sehr wichtig.

neue Gelenk stabil verankert und eingeheilt ist, steht der richtigen sportlichen Betätigung nichts mehr im Weg. Denn dadurch kann auch das weitere Fortschreiten der Arthrose verlangsamt werden.

!

Richtige und regelmäßige Bewegung reduziert das Risiko einer Arthrose. Nur so kann für die Funktionstüchtigkeit des Gelenks gesorgt werden.

Sport bei Endoprothesen

Nach dem Einsatz eines künstlichen Gelenkes müssen die krankengymnastischen Übungen auch zu Hause jeden Tag durchgeführt werden. Sie dienen der Beweglichkeit des künstlichen Gelenkes und der Stärkung der Muskulatur.

Bedingt geeignete Sportarten sind:

- Joggen
- Golf
- Tischtennis
- Kegeln

Weniger geeignete Sportarten sind:

- Ski alpin
- Tennis
- Ballspiele
- Reiten
- Leichtathletik

Besonders geeignete Sportarten sind:

- Wandern
- Walken, Nordic Walking
- Schwimmen
- Aquajogging
- Skilanglauf
- Radfahren/Heimtrainer
- Gymnastik
- Rudern

SPORT UND BEWEGUNG BEI ARTHROSE

Eine regelmäßige und maßvolle körperliche Belastung bei Arthrose verbessert die Stabilität, Beweglichkeit, Koordination und die Kraft der Gelenke. Was Sie beim Sport beachten müssen, erfahren Sie im folgenden Kapitel.

Jeder Arthrose-Patient sollte Folgendes beherzigen: Auch wenn es manchmal schwerfällt, Bewegung ist das A und O bei Arthrose. Denn nur Bewegung stimuliert die Versorgung des Gelenkes mit den erforderlichen Nährstoffen und sorgt so für dessen Funktionstüchtigkeit.

Tägliche Bewegung ist wichtig!

Gleichgültig, welche Übungen für Sie geeignet sind, es gilt: „Bewegung ja, aber immer ohne das kranke Gelenk zu belasten!" Denn regelmäßige Bewegung kann trotz Arthrose zu einer guten Lebensqualität verhelfen. Sie verlangsamt das Fortschreiten der Erkrankung und trägt außerdem dazu bei, die Beweglichkeit und die Unabhängigkeit im Alltag zu erhalten. Doch nicht nur die Gelenke profitieren von regelmäßigem Sport, sondern auch der ganze Körper und das seelische Wohlbefinden.

Wichtig ist, dass Sie die Art der körperlichen Bewegung mit Ihrem behandelnden Arzt immer absprechen, denn nur so können Fehlbelastungen und damit eine weitere Schädigung des Gelenkes verhindert werden.

> **!**
>
> Letztendlich wird Ihr Arzt entscheiden, welche Sportart für Sie geeignet ist und gefahrlos betrieben werden kann.

Hier einige Grundregeln, die Sie unabhängig von der Art der Bewegung beachten müssen:

- Wärmen Sie sich vor dem täglichen Übungsprogramm unbedingt ein paar Minuten lang auf.
- Legen Sie nach jeder Übung eine Pause von einigen Sekunden ein.
- Trainieren Sie besser täglich fünf bis 15 Minuten als einmal in der Woche eine Stunde.
- Halten Sie die Dehnung und Spannung nur so lange, wie es ohne Schmerzen möglich ist.

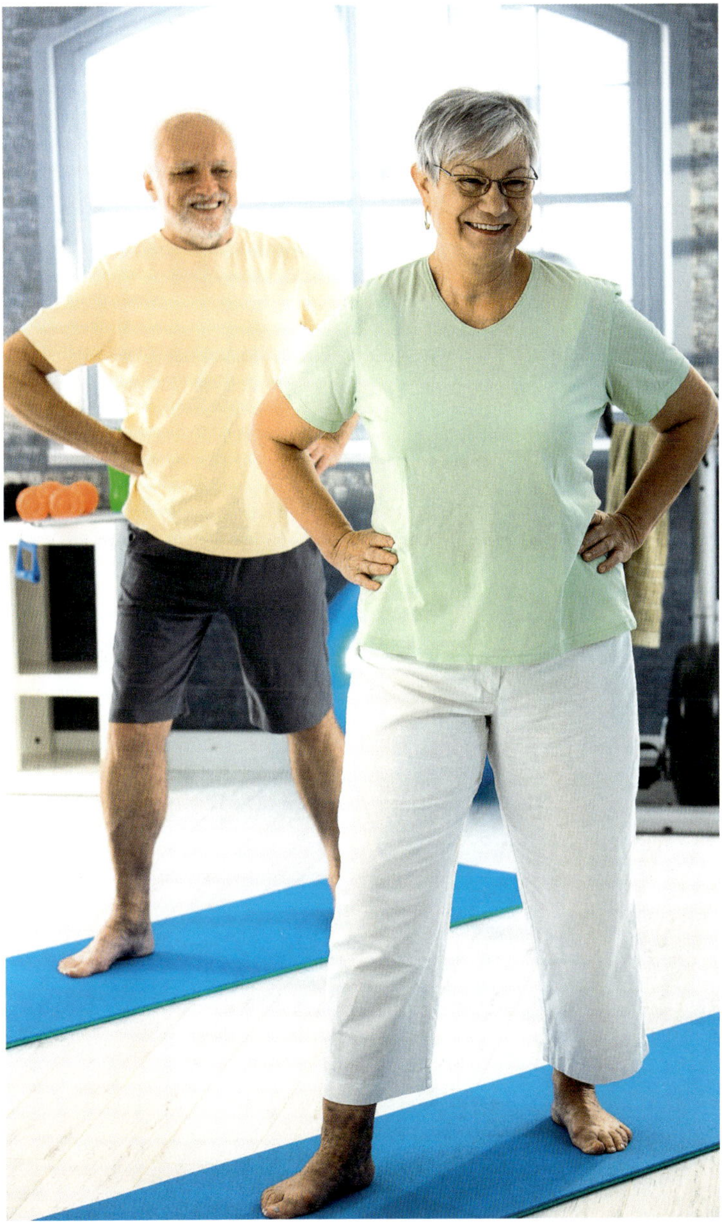

Bewegung ist wichtig, aber immer ohne das kranke Gelenk zu belasten.

Welche Sportarten sind empfehlenswert?

!

Sport hält nicht nur die Gelenke beweglich, er reduziert auch Übergewicht – und entlastet damit wiederum die Gelenke.

Allgemeine Empfehlungen hinsichtlich Bewegung und sportlicher Betätigung können für Arthrose-Patienten nicht gegeben werden. Der Grund: Nicht bei allen Patienten sind die gleichen Gelenke vom Verschleiß betroffen. Außerdem bringen nicht alle Patienten die gleichen Voraussetzungen bezüglich ihrer Belastungs- und Leistungsfähigkeit mit.

Bei der Auswahl der geeigneten Sportart muss vor allem darauf geachtet werden, dass die von der Arthrose betroffenen Gelenke nicht zusätzlich belastet oder sogar geschädigt werden. Grundsätzlich gilt hier: Je stärker die Beschwerden sind, desto weniger sollten Sie das erkrankte Gelenk belasten. So sollten bei einer Arthrose im fortgeschrittenen Stadium mit Dauerschmerzen und stark eingeschränkter Beweglichkeit nur leichte Bewegungen durchgeführt werden.

Wählen Sie eine Sportart, die Ihnen auch Spaß bereitet, denn sonst bleibt der positive Effekt aus. Durchhaltevermögen darf allerdings nicht fehlen, zumal es vor allem anfangs vielen Patienten schwerfällt, sich regelmäßig körperlich zu betätigen. Deshalb sollten Sie langsam beginnen und die Belastung langsam steigern. Lassen Sie sich die für Sie geeigneten Übungen am besten von einem Physiotherapeuten zeigen und regelmäßig kontrollieren. Er wird speziell für Sie ein Bewegungsprogramm aufstellen, an dem Sie Spaß haben und das gut für Ihre Gelenke ist.

Generell gilt, dass Arthrose-Patienten eine Sportart wählen sollten, die ohne schnelle bzw. komplizierte Bewegungsabläufe auskommt und die keine allzu hohen koordinativen Fähigkeiten erfordert. Handelt es sich dagegen um Patienten, die schon vor der

Erkrankung sportlich aktiv waren, können auch aktive Sportarten gewählt werden.

Für Arthrose-Patienten grundsätzlich empfohlen werden Sportarten mit gleichmäßigen, rhythmischen Bewegungen wie Nordic Walking, Wandern, Bewegung im Wasser, Radfahren, Skilanglauf und medizinische Trainingstherapie, also ein gezieltes körperliches Training unter ärztlicher bzw. fachkundlicher Aufsicht (siehe S. 96). Aber auch Golf und Tanzen sowie Aerobic gehören dazu. Nicht geeignet sind dagegen Sportarten mit großen Impulsbelastungen (z. B. Sprungbelastungen), extremen Bewegungen (vor allem Drehbewegungen) und abrupten Richtungsänderungen. Dazu gehören Tennis, Squash, Fuß-, Basket-, Hand- und Volleyball, Ski alpin und Kampfsportarten wie Judo.

Bei jeder ausgeübten Sportart gilt: Sollten Schmerzen auftreten, bedeutet dies, dass die Bewegung dem Gelenk geschadet hat. Unterbrechen Sie die Bewegung und besprechen Sie mit dem Arzt und/oder Physiotherapeuten, welche alternativen gelenkschonenden Sportarten Sie besser wählen sollten.

!

Schmerz ist ein Warnsignal für Über- oder Fehlbelastung. Hier gilt: Sofort aufhören!

Die Vorteile sportlicher Betätigung für Arthrose-Patienten:

- Die rhythmische sportliche Betätigung verbessert die Gelenkdurchblutung und den Nährstofftransport. Dadurch wird die Ernährung des Knorpels sichergestellt.
- Sportliche Aktivität kräftigt die Muskeln und verhindert Muskelschwund, sodass die Gelenkführung verbessert wird.
- Eine stärkere Muskulatur schützt auch passive Gelenkstrukturen wie Bänder und Kapseln vor Überdehnung und Reißen, reduziert nicht nur bereits bestehende Instabilität, sondern auch das Risiko für neu auftretende Gelenkinstabilität.
- Sport fördert den Kontakt mit den Mitmenschen, erhöht die Lebensfreude und bewirkt so eine positive Lebenseinstellung.

Laufsport

Laufen bzw. Joggen ist für Patienten mit einer Hüft- oder Kniegelenkarthrose nur bedingt geeignet. Denn die beiden Gelenke werden bei jedem Schritt mit dem 2,5- bis 3,0-Fachen des Körpergewichts belastet.

Deutlich besser ist bei Arthrose Nordic Walking oder Wandern, denn hier wirkt nur das 1- bis 1,5-Fache des Körpergewichts auf Hüfte und Knie. Zudem reduziert der Einsatz von Stöcken beim Nordic Walking die auf die Gelenke ausgeübten Kräfte, denn das Körpergewicht wird so auf vier „Beine" verteilt. Geeignetes Schuhwerk (dämpfende Sohle etc.) und eine optimale Beschaffenheit des Bodens verringern die Gelenkbelastung noch weiter.

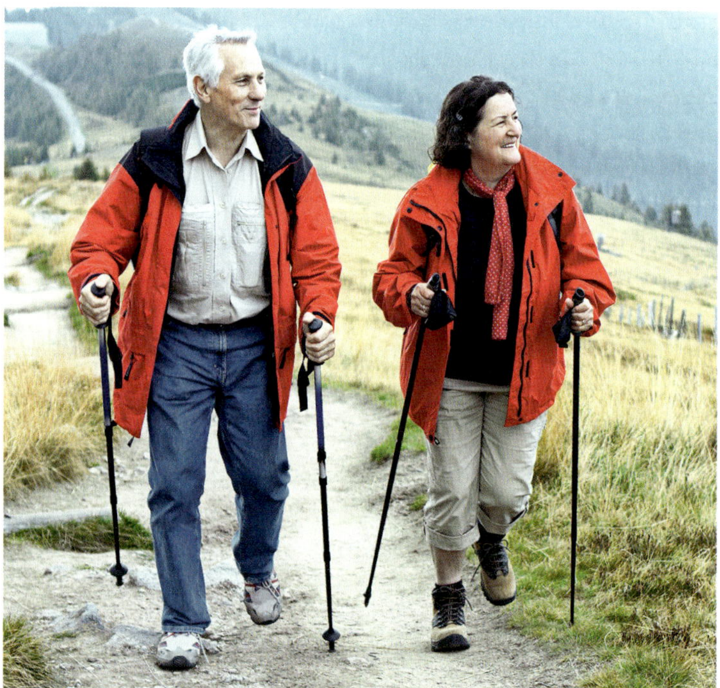

Wandern ist optimal für Arthrose-Patienten.

Golf

Die Bewegung auf nahezu ebenem Gelände entspricht in etwa der Belastung beim sportlichen Wandern. Durch nur leichte Veränderungen der Spieltechnik können sportartspezifische Bewegungsabläufe und die damit verbundenen Belastungen des Gelenkes erheblich verringert werden. Deswegen eignet sich der Golfsport auch für Patienten mit einer Arthrose des Knie-, Hüft- oder Sprunggelenkes.

!

Bei einer Arthrose des Schultergelenkes ist Golf nicht geeignet.

Skilanglauf

In der Gruppe der Wintersportarten ist der Skilanglauf besonders empfehlenswert. Die rhythmischen Bewegungen üben auf die Gelenke keinen hohen Belastungsdruck aus. Positiv ist auch, dass nahezu alle Muskeln und Gelenke bewegt werden. Achtung: Patienten, deren Gelenkbeweglichkeit schon so weit eingeschränkt ist, dass sie die beim Langlauf erforderlichen Bewegungsabläufe nicht mehr durchführen können, sollten diesen Sport meiden. Die Gefahren für weitere Verletzungen sind zu groß.

Bewegung im Wasser

Vor allem Patienten mit einer Arthrose im fortgeschrittenen Stadium schätzen die Bewegung im Wasser. Der Auftrieb des Wassers vermindert deutlich die Belastung der Gelenke, dadurch werden die Gelenke geschont, die Beweglichkeit verbessert und die Muskeln gestärkt. Eine Wassertemperatur von rund 28 °C verstärkt den positiven Effekt noch. Besonders geeignet sind Kraulschwimmen (Ausnahme: Patienten mit Arthrose des Schultergelenkes), Rückenschwimmen (Kraultechnik) und Aquajogging. Patienten mit einer Hüft- oder Kniearthrose sollten auf das Brustschwimmen verzichten, da die Beingrätsche das Gelenk und den Bandapparat erheblich belastet.

Radfahren

Bei einer Arthrose des Knie- oder Hüftgelenkes bietet sich das Radfahren an, denn dabei werden die Hüft- und Kniegelenke bewegt, ohne das Körpergewicht tragen zu müssen.

Gerade bei einer Arthrose des Knie- oder Hüftgelenkes bietet sich das Radfahren an, denn dabei werden die Hüft- und Kniegelenke rhythmisch und gleichmäßig bewegt, ohne das Körpergewicht tragen zu müssen. Achten Sie aber beispielsweise auf eine möglichst kleine Übersetzung, auf eine relativ hohe Trittfrequenz, einen höhenverstellbaren Lenker und eine individuell eingestellte Sitzposition mit aufrechtem Oberkörper. Der Kniewinkel sollte über 90 Grad liegen, und die Knie dürfen nicht durchgedrückt sein. Keinesfalls sollten Sie ein zu steiles Gelände wählen, da dies Ihre Knie zu sehr belasten würde.

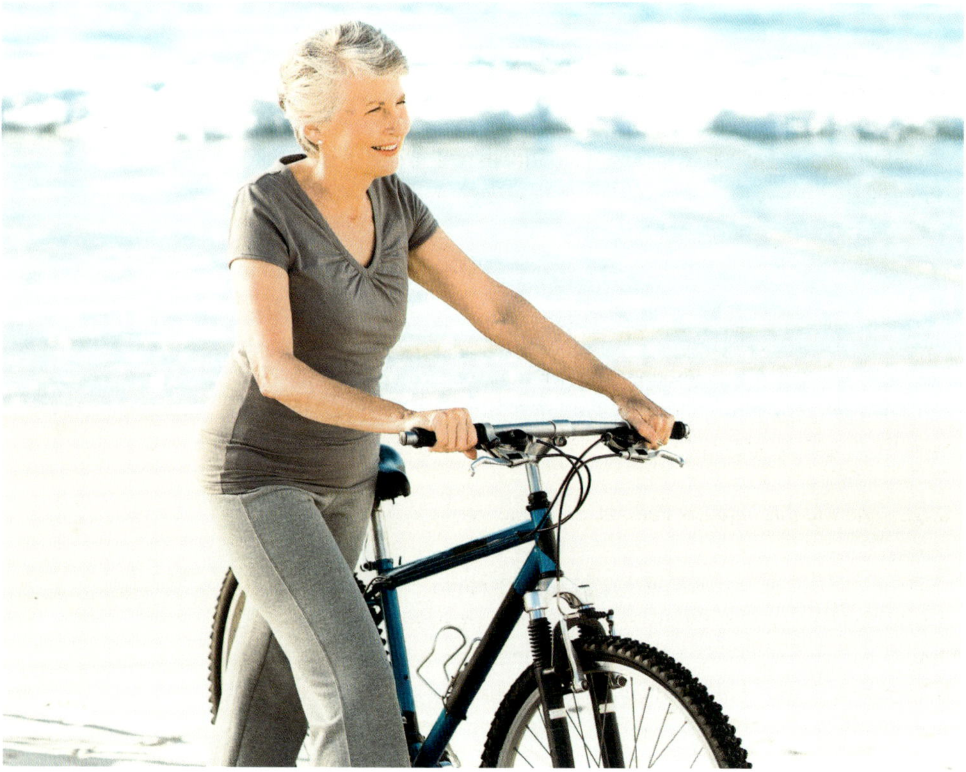

Welche Sportart ist bei welcher Arthrose geeignet, welche eher ungeeignet?

Schulterarthrose
Geeignet: Nordic Walking, Radfahren (auch auf dem Hometrainer) und vorsichtiges Schwimmen mit langsamen, bewusst durchgeführten Bewegungen (kein Kraulen), medizinische Trainingstherapie
Ungeeignet: Sportarten, bei denen die Schulter durch Schläge, Stöße oder Stürze belastet wird, beispielsweise Mannschaftsballspiele (Fußball, Volleyball, Basketball), aber auch Tennis und Squash

Arthrose der Hände und/oder Finger
Geeignet: Joggen, Wandern, Schwimmen, Radfahren, medizinische Trainingstherapie
Ungeeignet: Tennis, Squash, Rudern oder Kajakfahren, Hanteltraining, Ballspiele (Volleyball, Handball), Badminton, Bowling oder Kegeln

Sprunggelenkarthrose
Geeignet: Stretching, Wassergymnastik, Aquajogging, Gymnastik (ohne Belastung des Sprunggelenkes), Radfahren (auch auf dem Hometrainer), Schwimmen, vorsichtiges Nordic Walking auf ebenem Gelände, medizinische Trainingstherapie
Ungeeignet: alle Laufsportarten, Tischtennis, Basketball oder Badminton

Hüftarthrose
Geeignet: Aquajogging, Wassergymnastik, Schwimmen (kein Brustschwimmen), Radfahren (auch auf dem Hometrainer), medizinische Trainingstherapie, leichtes Wandern und Skilanglauf auf ebenem Gelände, Golf
Ungeeignet: Tennis, Squash, Fußball, Ski alpin, Nordic Walking

Kniearthrose
Geeignet: Aquajogging, Wassergymnastik, Schwimmen (kein Brustschwimmen), Radfahren (auch auf dem Hometrainer), medizinische Trainingstherapie, Wandern und Skilanglauf auf ebenem Gelände
Ungeeignet: Gewichtheben, Bodenturnen, Fußball, Handball, Volleyball, Tennis, Squash, Golf, Ski alpin

!

Vorsicht bei Sportarten mit direktem Körperkontakt wie beim Fußball.

Aerobic/Gymnastik

Aerobic- oder Gymnastikübungen können von nahezu jedem Arthrose-Patienten durchgeführt werden. Sie bestehen aus einer Kombination aus Dehn-, Bewegungs- und Kräftigungsübungen für die Muskulatur der Extremitäten und des Rumpfes. Durch eine Veränderung von Geschwindigkeit und der Intensität der Bewegungen wird die Belastung gesteuert. Einige Übungen können dann auch zu Hause durchgeführt werden.

Medizinische Trainingstherapie (MTT)

!

Die MTT verbessert Ihre Ausdauer, Kraft und Koordination.

Die medizinische Trainingstherapie verfolgt ein ganzheitliches Konzept mit dem Ziel, gestörte körperliche, psychische und soziale Funktionen wieder auszugleichen und zu stabilisieren, weiteren Gelenkschäden vorzubeugen sowie ein gesundheitsbewusstes Verhalten zu fördern. Dazu werden bei der MTT Kraftmaschinen und Gewichte eingesetzt. Ebenso werden isometrische Übungen gegen einen fixen Widerstand durchgeführt. Das Trainingsprogramm beinhaltet:

- Krafttraining,
- Ausdauertraining,
- Koordinationstraining,
- Dehnungstherapie und
- Übungsprogramme für zu Hause.

Das Zusammenspiel dieser Trainingsformen führt zu einer Stärkung von Ausdauer und Muskelkraft sowie zur Verbesserung von Beweglichkeit und Koordination. Außerdem profitieren die Atmung und das Herzkreislaufsystem davon. Auf alle Fälle sollten Sie immer unter professioneller Anleitung trainieren. Treten während einer Übung Schmerzen auf, sollten Sie aufhören. Die eigene Belastungsgrenze darf nicht überschätzt werden.

Dehnungsübungen für zu Hause

Hüftarthrose

In der Rückenlage werden die Beine angezogen und die Füße nebeneinander auf den Boden gesetzt. Lassen Sie die Füße unverändert auf dem Boden stehen und öffnen die Beine ganz vorsichtig – ohne Kraft anzuwenden oder mit den Händen nachzuhelfen.
Halten Sie die Stellung etwas, gehen Sie dann zurück in die Ausgangsstellung und wiederholen Sie die Übung nach kurzer Pause.
Die Gesamtdauer dieser Übung darf nur zwischen 5 und 10 Minuten liegen.

Kniearthrose

Legen Sie sich auf den Rücken. Ziehen Sie das Knie des gesunden Beines an und setzen den Fuß bequem auf dem Boden ab. Das kranke Bein ist gestreckt und wird etwa 30 cm gehoben, bis die Ferse ungefähr 30 cm Abstand vom Boden hat. Strecken Sie dann vorsichtig und nur soweit wie möglich die Fußspitze nach vorn.
Nach 7 Sekunden zurück in die Ausgangsposition. Die gesamte Übung kann mehrere Male wiederholt werden, aber auch hierbei heißt es, vorsichtig beginnen und langsam steigern.

Schulterarthrose

Führen Sie die Hände im Nacken zusammen, schieben Sie dabei die Finger ineinander. Richten Sie die Ellenbogen nach vorn. Führen Sie nun die Ellenbogen seitlich nach hinten. Halten Sie diese Position anfangs nur wenige Sekunden, gehen Sie danach vorsichtig wieder zurück in die Ausgangsposition. Die Übung kann jeden Tag mehrmals wiederholt und später bis auf eine Minute gesteigert werden.

Arthrose der Hände und/oder Finger

Strecken Sie die Finger in einem gut temperierten Wasserbad, ballen Sie sie dann behutsam zu einer Faust und strecken sie danach wieder. Wiederholen Sie die Übung bei Handarthrose oder/und Fingerarthrose einige Mal, steigern Sie sie langsam. Zwischendurch die Finger immer mal wieder lockern.

Sprunggelenkarthrose

Legen Sie sich entspannt auf den Rücken, ziehen beide Beine an und stellen die Füße bequem auf den Boden. Legen Sie die Hände auf die Unterseite der Oberschenkel, um die Spannung und Entspannung der Muskulatur besser zu spüren. Spannen Sie die Muskeln der Oberschenkel 6 Sekunden lang mit rund 70 Prozent der Maximalkraft an, danach 10 Sekunden entspannen. Wiederholen Sie die Übung zehnmal hintereinander.

Strecken Sie bei Arthrose der Finger oder Hände die Finger in einem gut temperierten Wasserbad.

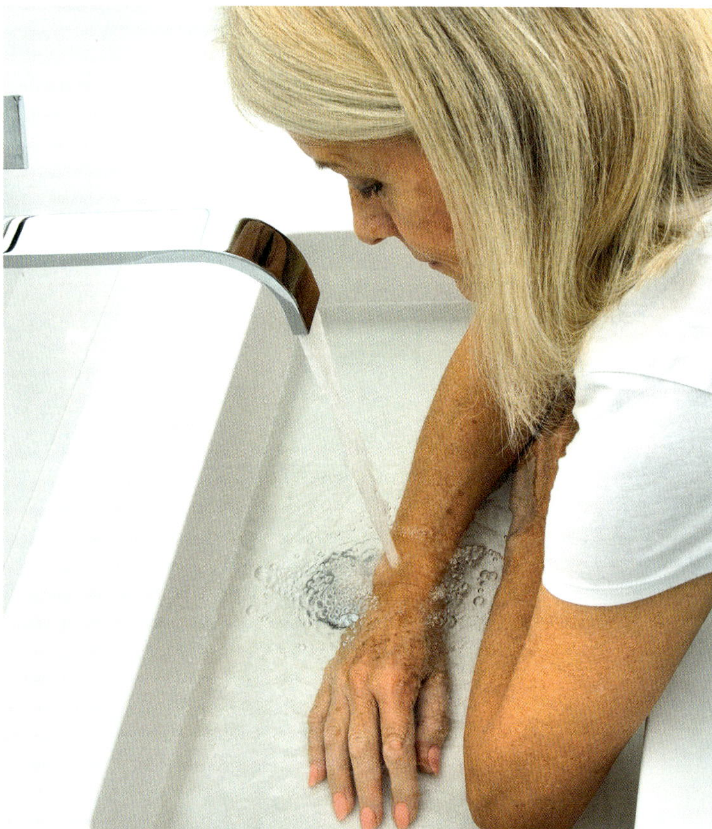

GESUNDE ERNÄHRUNG BEI ARTHROSE

Zwar gibt es keine spezielle Arthrose-Diät, durch gesunde Ernährung können Sie jedoch Ihr Arthroserisiko senken und bei bestehender Arthrose die Schmerzen reduzieren. An erster Stelle sollten Sie auf Ihr Gewicht achten, denn jedes Pfund zu viel belastet die Gelenke zusätzlich – und kann die Arthrose verstärken.

!

Heute weiß man, dass ein normales Gewicht den Verlauf der Arthrose günstig beeinflusst.

Zwar gibt es keine spezielle Arthrose-Diät, doch ist es für Sie jetzt besonders wichtig, auf eine gesunde Ernährung zu achten. Dabei gilt es, eventuell vorhandenes Übergewicht abzubauen und damit die Gelenke zu entlasten. Ein Beispiel für den positiven Effekt liefert eine australische Studie, in der der Zusammenhang zwischen Übergewicht und Kniearthrose untersucht wurde. Es zeigte sich, dass bei normalgewichtigen Patienten die Kniearthrose erst in höherem Alter fortschreitet. Im Gegensatz dazu wurde bei gesunden, aber übergewichtigen jungen Menschen ein Rückgang des Knorpels bereits in jungen Jahren beobachtet (Ding et al 2006).

Neben der Gewichtsreduktion sollten auch zu hohe Blutzucker- und Fettwerte gesenkt werden, denn diese können ebenfalls den Knochenstoffwechsel beeinträchtigen und somit die Arthrose fördern. Studien haben gezeigt, dass auf Lebensmittel, die Ara-

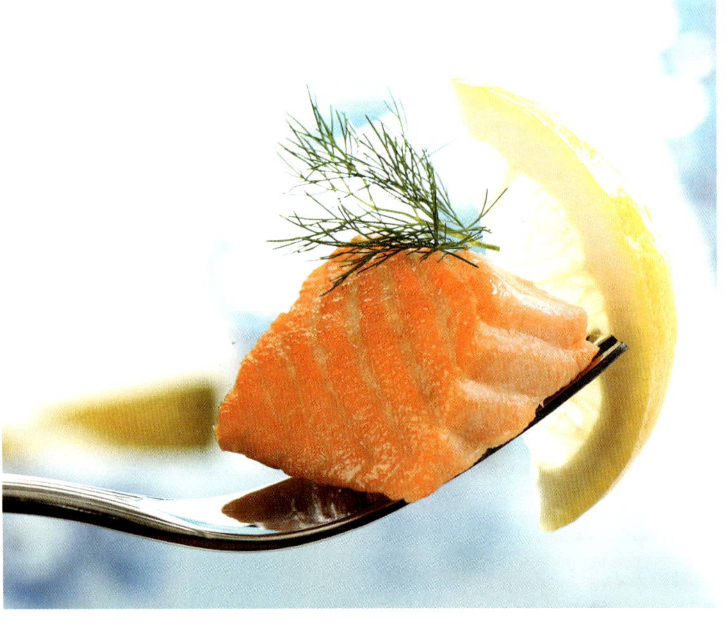

Sogenannte Fettfische wie Lachs enthalten Omega-3-Fettsäuren, die Entzündungen hemmen.

chidonsäure enthalten, verzichtet werden sollte. Diese Säure, die vor allem in fetten Nahrungsmitteln tierischen Ursprungs vorkommt, kann Entzündungen verstärken und fördern.

Wählen Sie eine Ernährung, die eine große Menge an Fischölen (vor allem Omega-3-Fettsäuren), viel Vitamin C aus Obst und Gemüse sowie Antioxidanzien wie Vitamin E, das sich beispielsweise in pflanzlichen Ölen, Getreide und Nüssen findet, enthält. Ein Stoffwechsel, der durch eine ausgewogene Ernährung ausgeglichen und intakt ist, unterstützt die Versorgung des Knorpels mit den wichtigen Nährstoffen. Durch eine Ernährungsumstellung lässt sich zwar eine Arthrose nicht heilen, aber die Beachtung nur weniger Regeln kann dabei helfen, der Entwicklung einer Arthrose vorzubeugen bzw. das Fortschreiten der Erkrankung zu verzögern.

Einfache Regeln für eine gesunde Ernährung:
Eine gesunde, ausgewogene Ernährung basiert auch für Arthrose-Patienten auf den Empfehlungen der Deutschen Gesellschaft für Ernährung (DGE). Deshalb sollten Sie folgende Ernährungstipps befolgen:

- Pflanzliche Lebensmittel sollten im Mittelpunkt Ihrer Ernährung stehen.
- Getreideprodukte und Hülsenfrüchte gehören ebenfalls zur täglichen Ernährung.
- Essen Sie möglichst zwei Fischmahlzeiten pro Woche, dabei sollten Sie Fische wie Lachs, Makrele und Hering bevorzugen.
- Statt tierischer Fette sollten Sie Pflanzenöl wie Raps-, Soja-, Sonnenblumen oder Olivenöl verwenden.
- Nehmen Sie Vitamin- und Mineralstoffpräparate nur nach ärztlicher Absprache ein, denn eine gesunde, natürliche Ernährung liefert Ihnen ausreichend Mineralstoffe und Vitamine.
- Meiden Sie Koffein, Alkohol, Nikotin und Zucker bzw. nehmen Sie weniger davon zu sich.

!

Obst, Gemüse und/oder Salat sollten täglich auf Ihrem Speiseplan stehen.

Das Säure-Basen-Gleichgewicht erhalten

Im Körper sollte ein Säure- und Basengleichgewicht herrschen, damit Stoffwechselprozesse richtig ablaufen. Legen Sie besonderen Wert auf basische Lebensmittel wie Gemüse.

Alle im menschlichen Körper enthaltenen Flüssigkeiten bestehen aus Säuren und Basen. Diese bilden sich im Rahmen von Stoffwechselvorgängen in den Zellen, werden aber auch mit der Nahrung aufgenommen. Wichtig ist, dass Säuren und Basen in einem ausgewogenen Verhältnis zueinander stehen. In den meisten Körperregionen liegt ein neutrales oder leicht basisches Milieu vor. Eine Ausnahme bilden hier nur der Magen, dessen Säure wird für die Verdauungsprozesse benötigt, und die Haut, deren saures Milieu vor dem Eindringen von Bakterien, Viren etc. schützt.

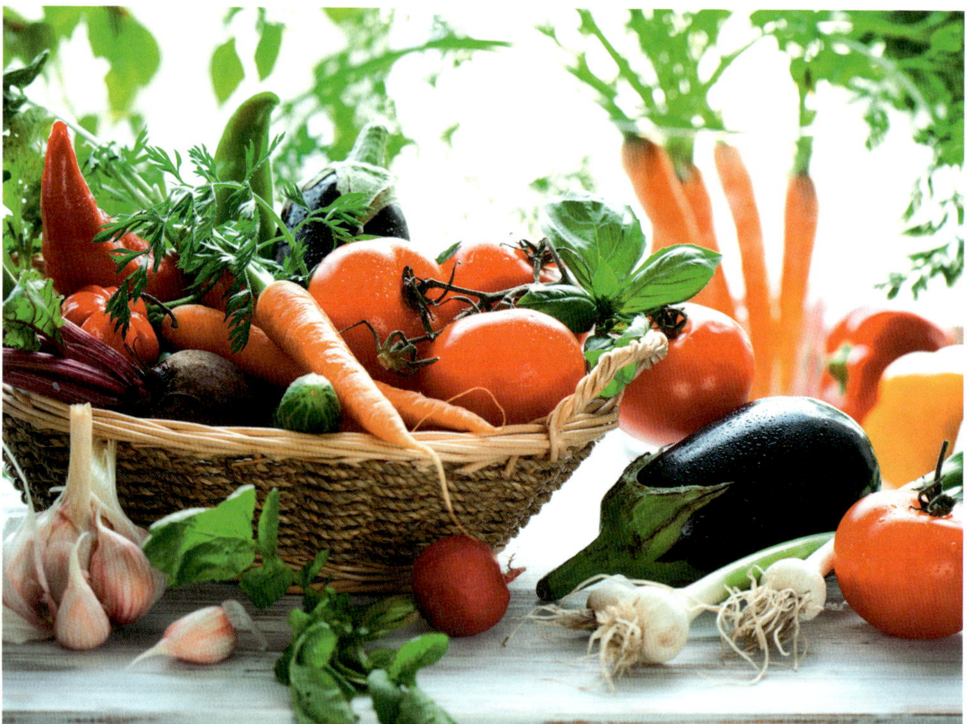

Mit verschiedenen Mechanismen – sogenannte Puffersysteme – kann der Körper einen Säureüberschuss ausgleichen sowie das empfindliche Gleichgewicht zwischen Säuren und Basen herstellen und erhalten. Gelingt dies nicht, können Stoffwechselprozesse beeinträchtigt werden und Krankheiten entstehen.

Wichtig ist eine ausgewogene Ernährung, bei der das Säure-Basen-Gleichgewicht des Körpers hergestellt und auch aufrechterhalten wird. Ausgewogen bedeutet jedoch nicht, dass die „negativen" Nahrungsmittel völlig gemieden werden müssen. Sie sollten diese allerdings sparsamer verwenden.

!

Eine Übersäuerung kann den Knorpel auflösen und so das Wachstum neuer Knorpelzellen verhindern.

„Gute basische" Nahrungsmittel bei Arthrose:
- Salate
- Gemüse (vor allem Lauch, Knoblauch, Zwiebeln)
- Obst
- Dinkelprodukte
- Kartoffeln
- Naturreis
- Kaltwasser- oder Seefische
- Pflanzenöle wie Raps-, Soja-, Sonnenblumen- oder Olivenöl
- Milchprodukte (Magerstufe)
- Kräutertees

„Schlechte saure" Nahrungsmittel bei Arthrose:
- Tierische Fette
- Alkohol
- Lebensmittel mit gesättigten Fettsäuren (Butter, Sahne, Vollfettkäse etc.)
- Gehärtete (Pflanzen-)Fette
- Wurst- oder fleischlastige Ernährung
- Kaffee
- Schwarzer Tee
- Zucker bzw. Süßigkeiten

In einer Studie haben britische Forscher den Einfluss der Ernährung auf eine Hüftarthrose untersucht (Williams et al 2010). Es zeigte sich, dass ein hoher Anteil vegetarischer Lebensmittel mit vielen Früchten und Gemüse eine schützende Wirkung auf den Knorpel ausübt. So wiesen Studienteilnehmer im Alter von 44 bis 70 Jahren, die sich hauptsächlich vegetarisch ernährten, deutlich seltener eine Hüftgelenkarthrose auf als die Personen, die eine fleischreiche Ernährung bevorzugten. Die Forscher fanden außerdem, dass dieser knorpelschützende Effekt unabhängig vom Körpergewicht ist und auf dem hohen Anteil an Lauchgemüse, Zwiebeln und Knoblauch in der Ernährung beruht. Verantwortlich dafür ist wohl der besondere Wirkstoff Diallylsulfid, der in diesen Gemüsesorten enthalten ist. Bereits im Labor wurde die knorpelerhaltende Wirkung dieser Substanz belegt.

Besonders der Verzehr von Lauchgemüse, Zwiebeln und Knoblauch hat eine knorpelerhaltende Wirkung.

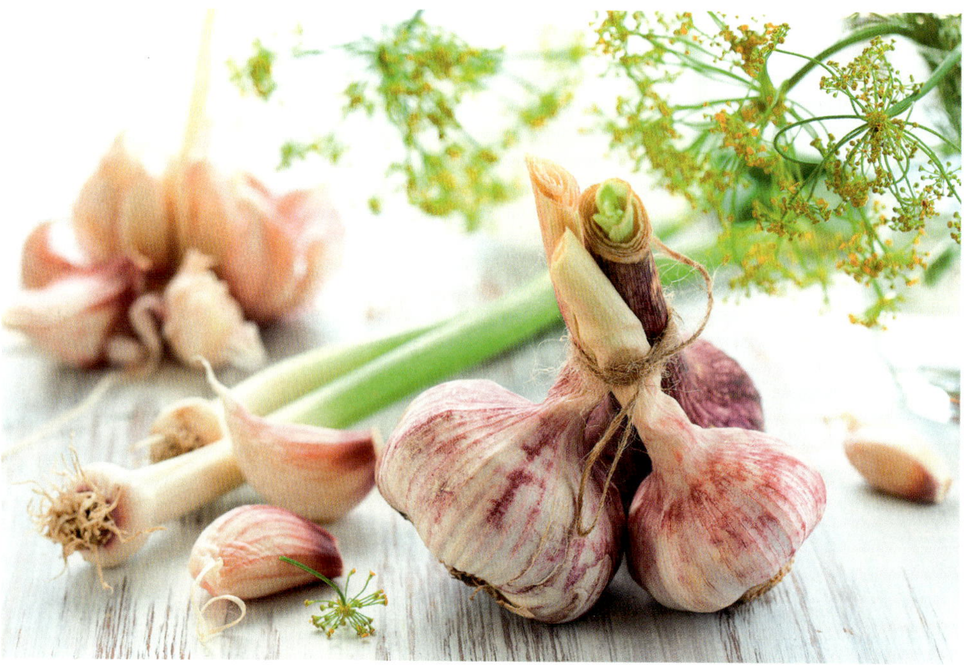

LECKERE REZEPTE FÜR ARTHROSE-PATIENTEN

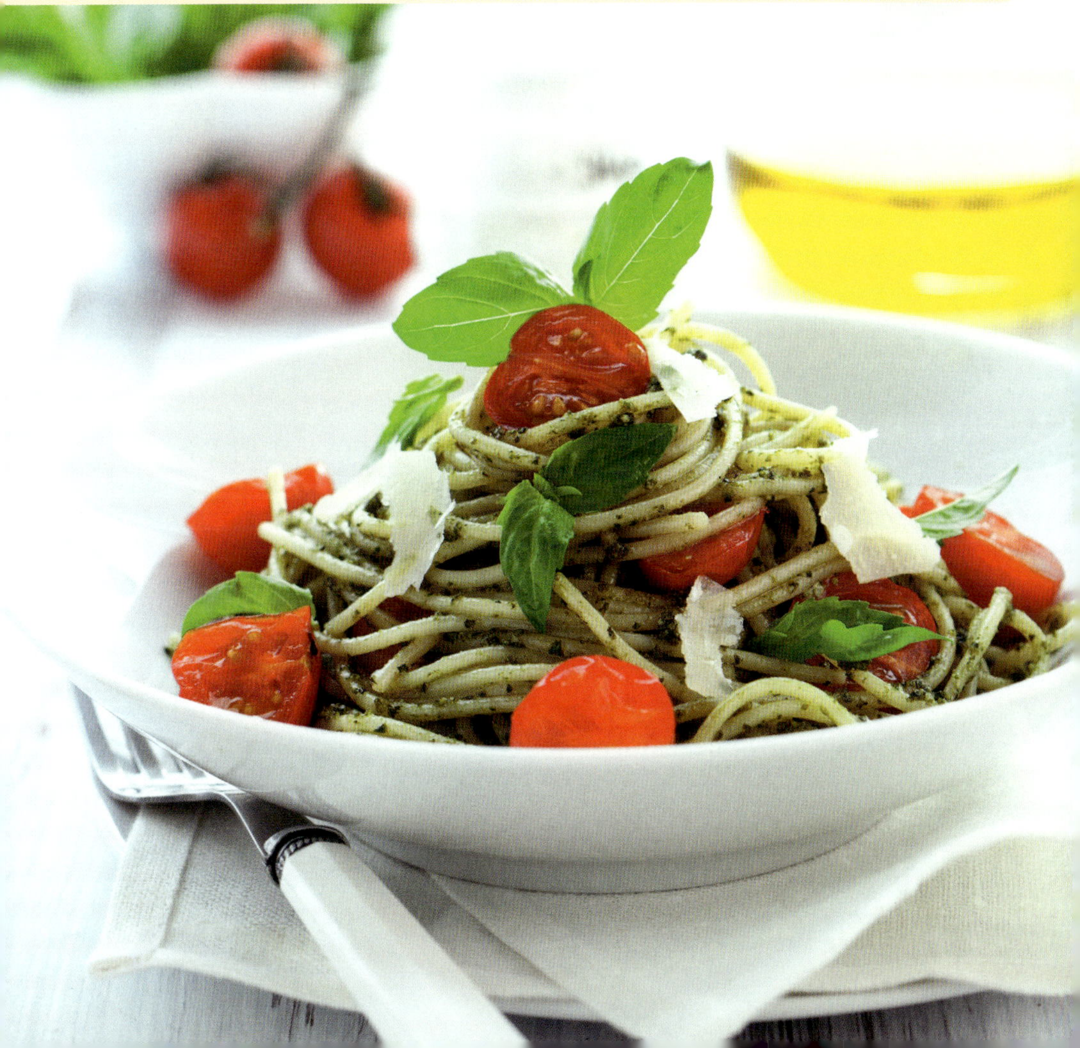

HAUPTGERICHTE

Kartoffelsuppe mediterraner Art

Zutaten für 4 Personen
500 g festkochende Kartoffeln
400 g Tomaten
1 Fenchelknolle
2 Schalotten
1 EL Olivenöl, extra vergine
1 TL Fenchelsamen
1 TL Kräuter der Provence (frisch oder getrocknet)
750 ml Gemüsebrühe (Instant)
1 Prise Salz
Schwarzer Pfeffer, gemahlen

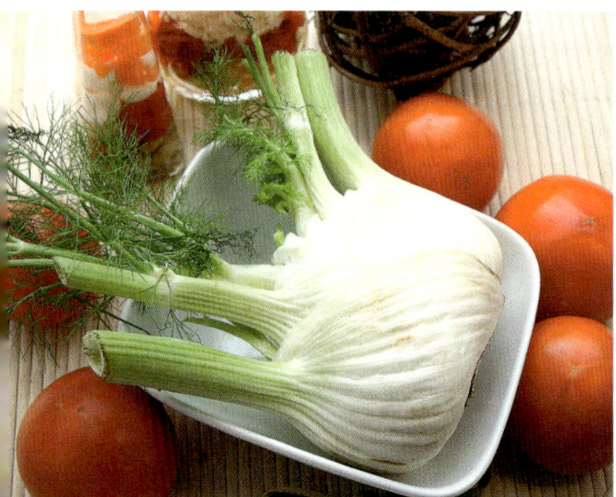

Zubereitung

1 Kartoffeln schälen und in Stücke schneiden.

2 Den Fenchel von den Stielen und dem Kraut befreien. Den Strunk des Fenchelansatzes abschneiden.

3 Die Tomaten einritzen, heiß überbrühen, häuten und anschließend klein schneiden.

4 Die Schalotten schälen, in Öl andünsten, Kartoffeln und das Gemüse zugeben und mitdünsten.

5 Fenchelsamen und Kräuter der Provence zugeben, mit Brühe ablöschen und ca. 20 Minuten leicht kochen lassen.

6 Mit Salz und Pfeffer abschmecken.

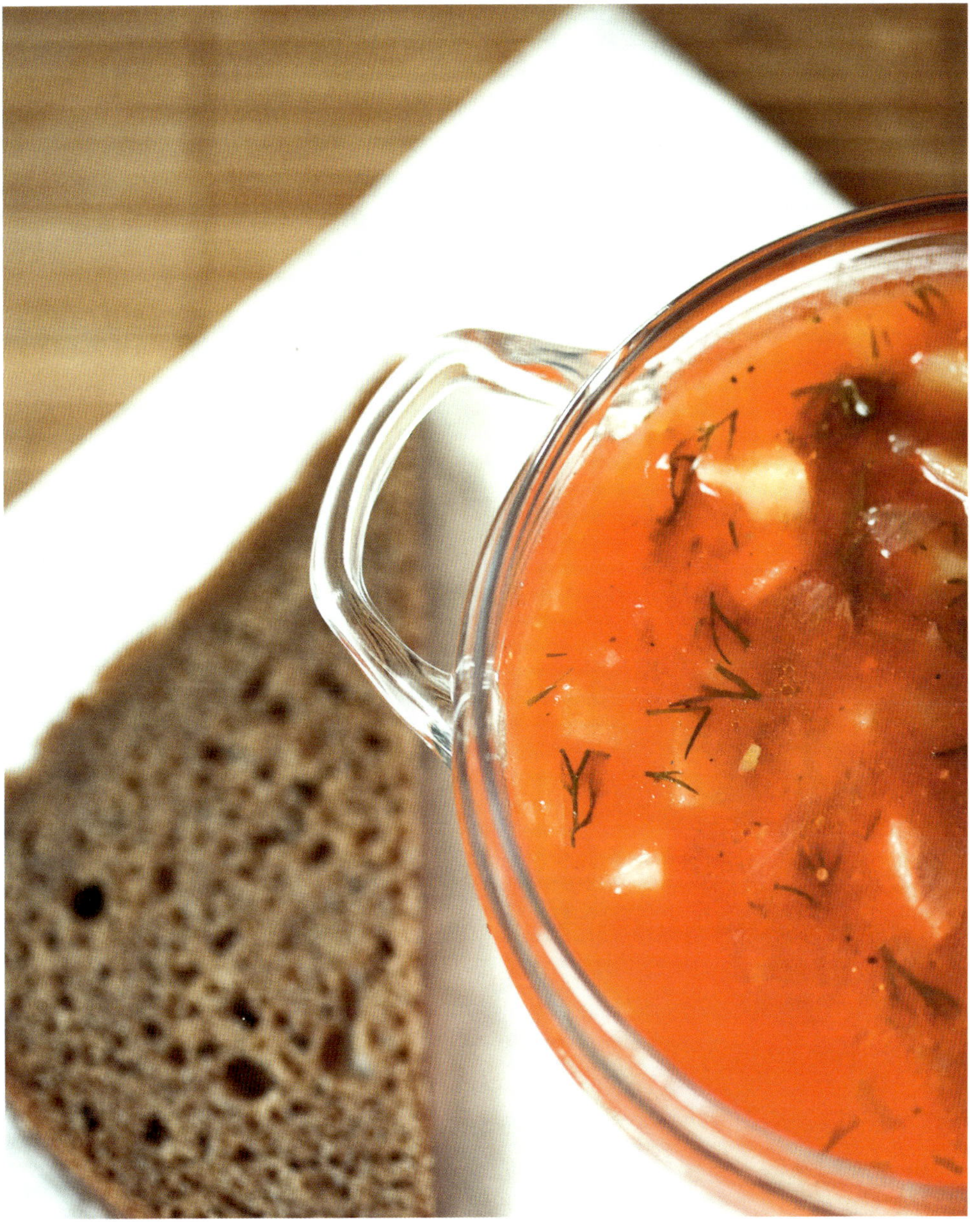

Tomaten-Spargel-Suppe

basisch

Zutaten für 4 Personen

- 12 mittelgroße Stangen Spargel
- 1 Avocado
- 6 Tomaten
- 1 Tasse frische Petersilie
- 4–5 getrocknete Tomaten (in Olivenöl)
- ¼ Tasse getrocknete Zwiebeln
- 4 Knoblauchzehen
- 1 rote Paprikaschote
- 1 Prise Salz
- Kräuter der Provence
- Dill
- 2 Zitronen, in dünne Scheiben geschnitten

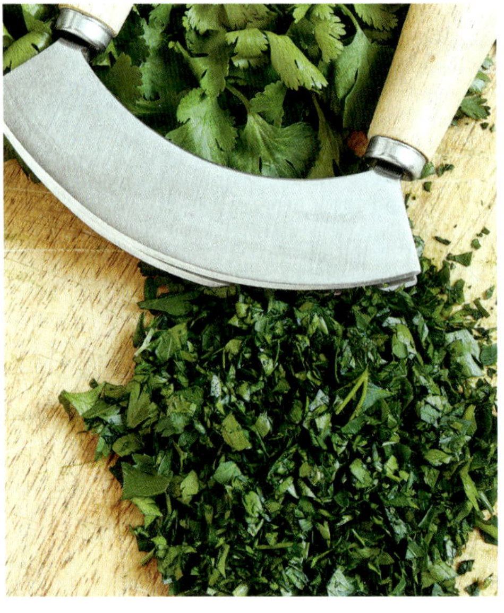

Zubereitung

1 Den Spargel schälen, von holzigen Stücken befreien.

2 Die Tomaten einritzen, heiß überbrühen, häuten und anschließend klein schneiden.

3 Die Avocado schälen, halbieren, den Kern entfernen, in kleine Stücke schneiden.

4 Alle Zutaten bis auf die Zitronenscheiben im Mixer fein pürieren und dann im Topf erhitzen. Mit Salz und Pfeffer abschmecken.

5 Mit den Zitronenscheiben verzieren.

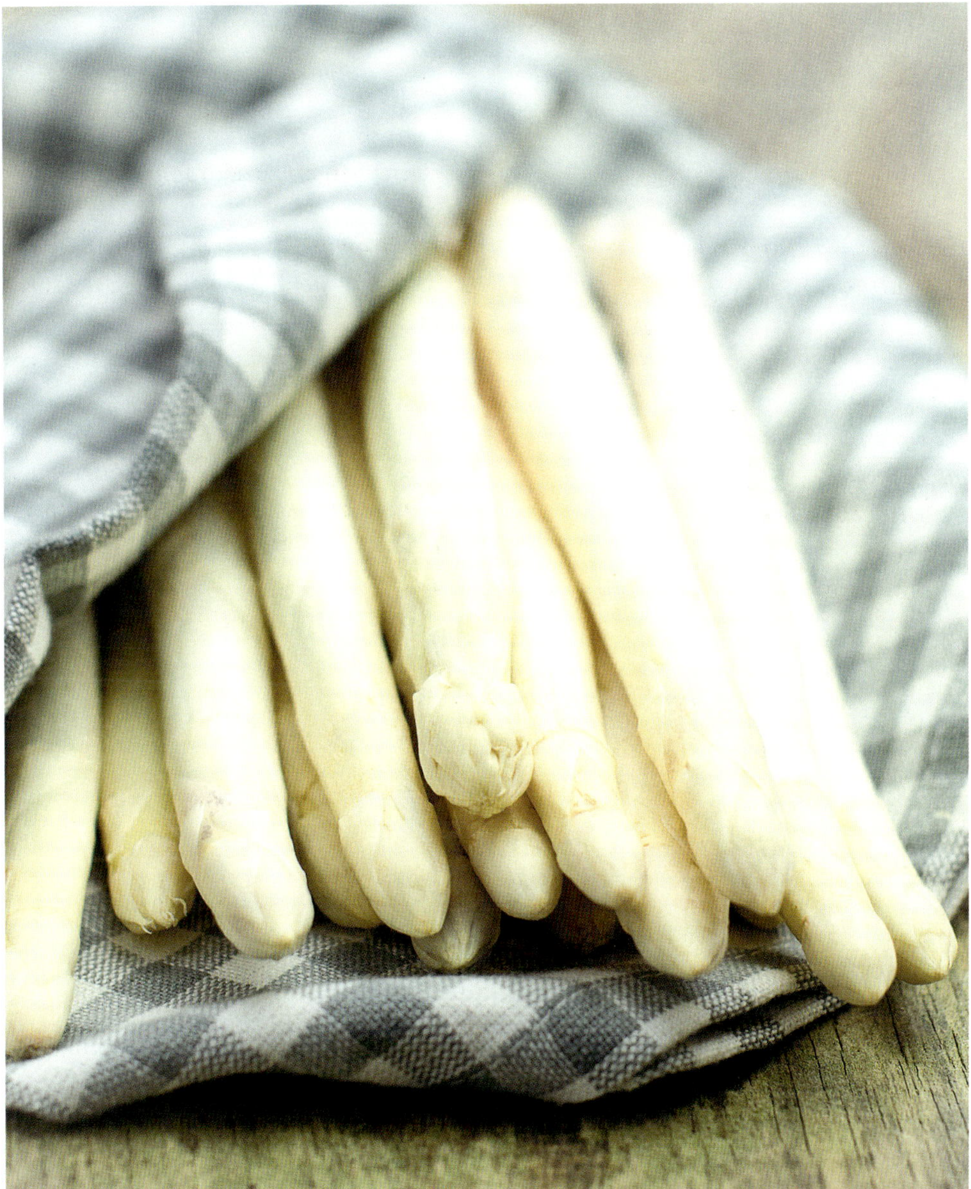

Tomatensuppe mit Spätzle

Zutaten für 2 Personen

- 60 g Spätzle
- 1 Prise Salz
- 1 Zwiebel
- 3 TL Rapsöl
- 2 kleine Stangen Lauch
- 1 Schote grüner Paprika
- 2 TL Weizenvollkornmehl
- ½ l Tomatensaft
- 2 Blätter Basilikum
- Schnittlauchröllchen
- frischer Thymian
- 1 TL gekörnte Brühe

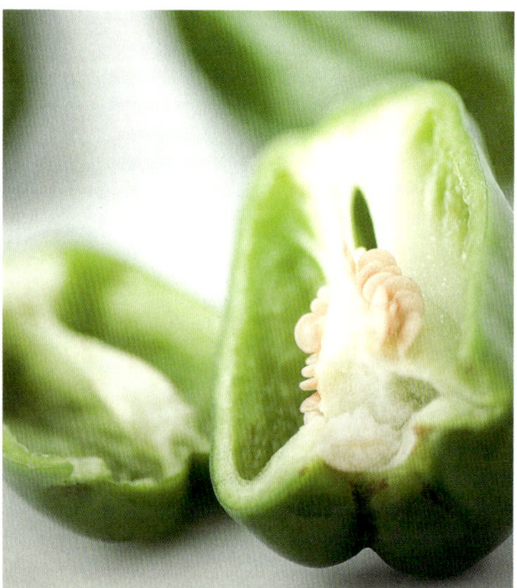

Zubereitung

1 Die Spätzle in Salzwasser mit 1 EL Öl 13–15 Minuten garen.

2 Zwiebel schälen und würfeln und in heißem Öl glasig dünsten. Lauch waschen und in dünne Streifen schneiden. Paprika waschen, putzen und in kleine Würfel schneiden. Beide Gemüsesorten zu den Zwiebeln geben und kurz mitdünsten lassen.

3 1–2 EL Wasser zugeben, Mehl darüber stäuben, gut umrühren. Mit Tomatensaft auffüllen, 5 Minuten kochen lassen. Die fein gehackten Kräuter dazugeben, mit Brühe würzen. Die Spätzle in der Suppe erhitzen und servieren.

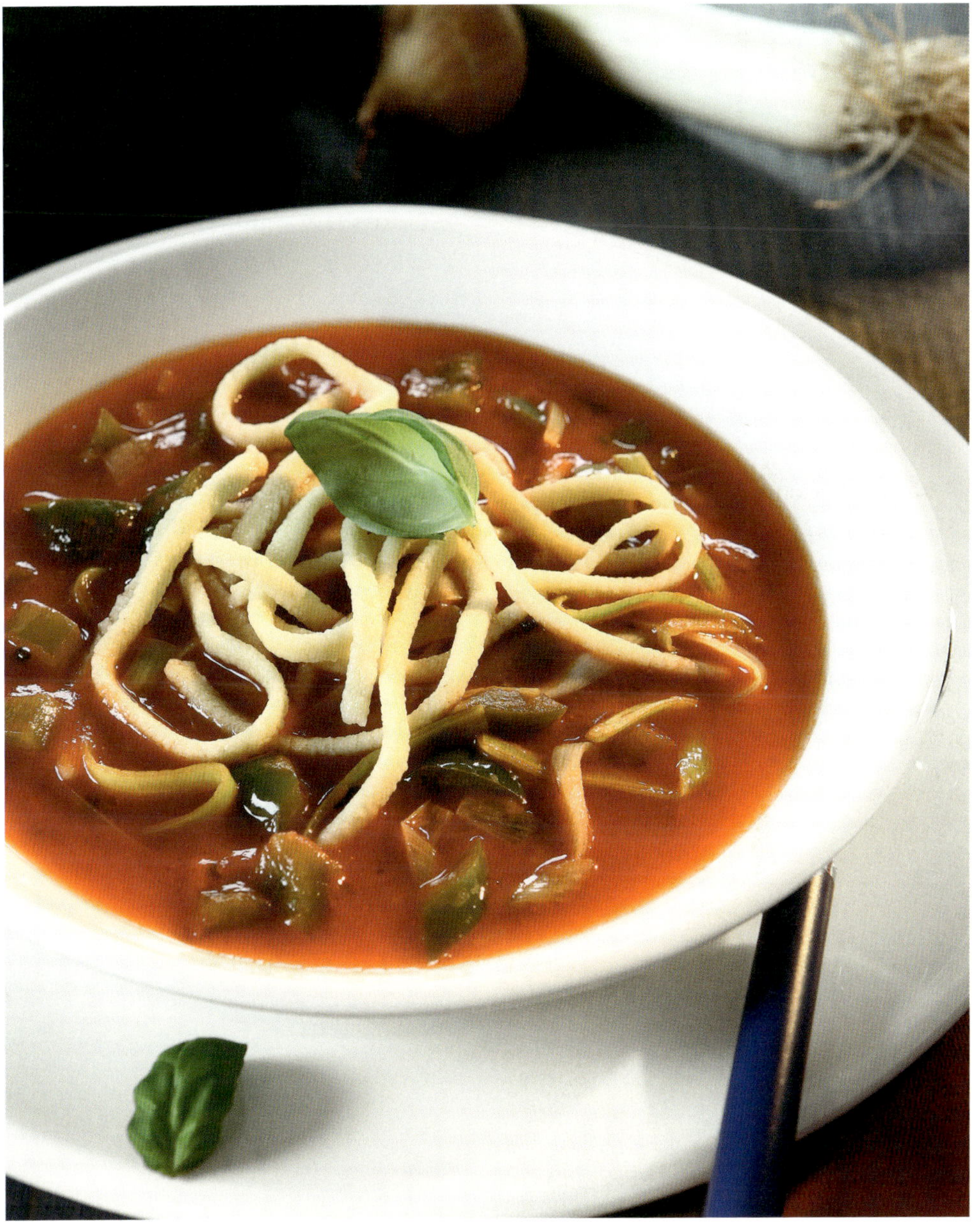

Gourmet-Fischsuppe mit Lachs

Zutaten für 2 Personen
1 Karotte
1 Stück Lauch (ca. 100 g)
1 kleine Stange Staudensellerie
2 EL Diätmargarine
1 geh. EL Vollkornmehl
1 Glas Fischfond
2 Lachsfilets (ca. 250 g)
1 Prise Salz
Schwarzer Pfeffer, gemahlen
Muskat
Zitronensaft
Dill

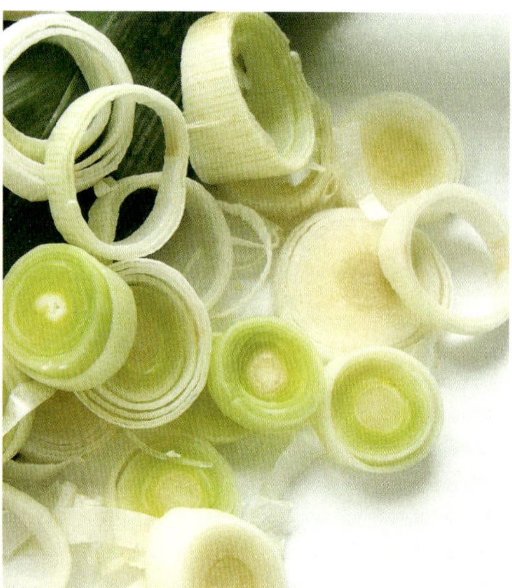

Zubereitung

1 Das Gemüse putzen, klein schneiden und in der Margarine andünsten. Mit dem Mehl bestäuben und dann mit dem Fischfond aufgießen. Zusammen 5 Minuten köcheln lassen.

2 Den Lachs in mundgerechte Stücke schneiden, in die Suppe geben und 5 Minuten ziehen lassen.

3 Mit Salz, Pfeffer, Zitrone und Muskat abschmecken und mit Dillzweigen garniert anrichten.

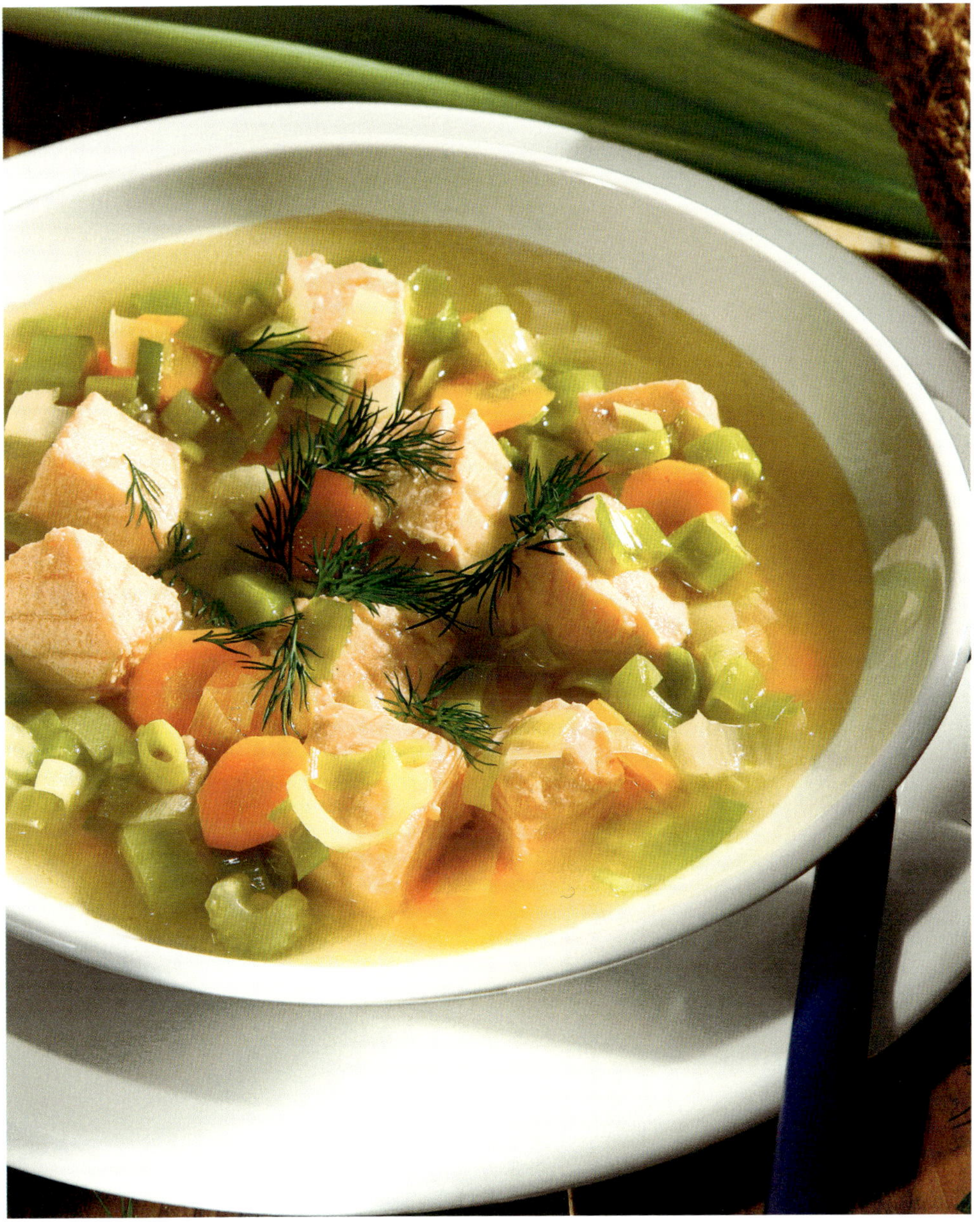

Karotten-Avocado-Rohkost mit Walnüssen

Zutaten für 2 Personen
2 Karotten
1 Apfel
1 Avocado
1 EL Walnussöl
1 Prise Salz
Schwarzer Pfeffer, gemahlen
2 EL flüssiger Honig
1 EL gehackte Walnüsse
1 geh. EL Kresse

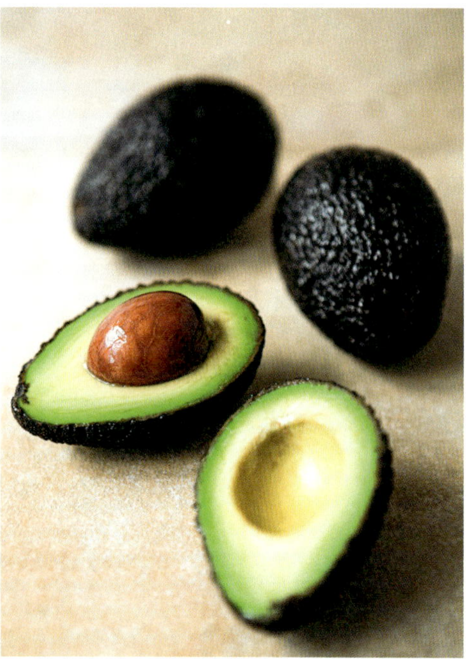

Zubereitung

1 Die Karotten waschen, putzen, schälen und raspeln. Den Apfel waschen, sechsteln, entkernen und in Stücke schneiden. Die Avocado halbieren und den Stein herauslösen. Avocado schälen und das Fruchtfleisch in Stücke schneiden.

2 Öl und 1 EL Wasser verrühren. Mit Salz, Pfeffer und 2 TL Honig würzen. Die Karotten mit dem Dressing mischen.

3 Gehackte Nüsse in einer beschichteten Pfanne ohne Fett rösten. Den restlichen Honig dazugeben und solange rühren, bis die Nüsse mit Honig umhüllt sind. Die Honignüsse herausnehmen und etwas abkühlen lassen.

4 Äpfel und Avocados unter den Karottensalat mischen und eventuell mit Salz und Pfeffer nachwürzen. Den Salat mit Honigkernen und Kresse bestreut servieren.

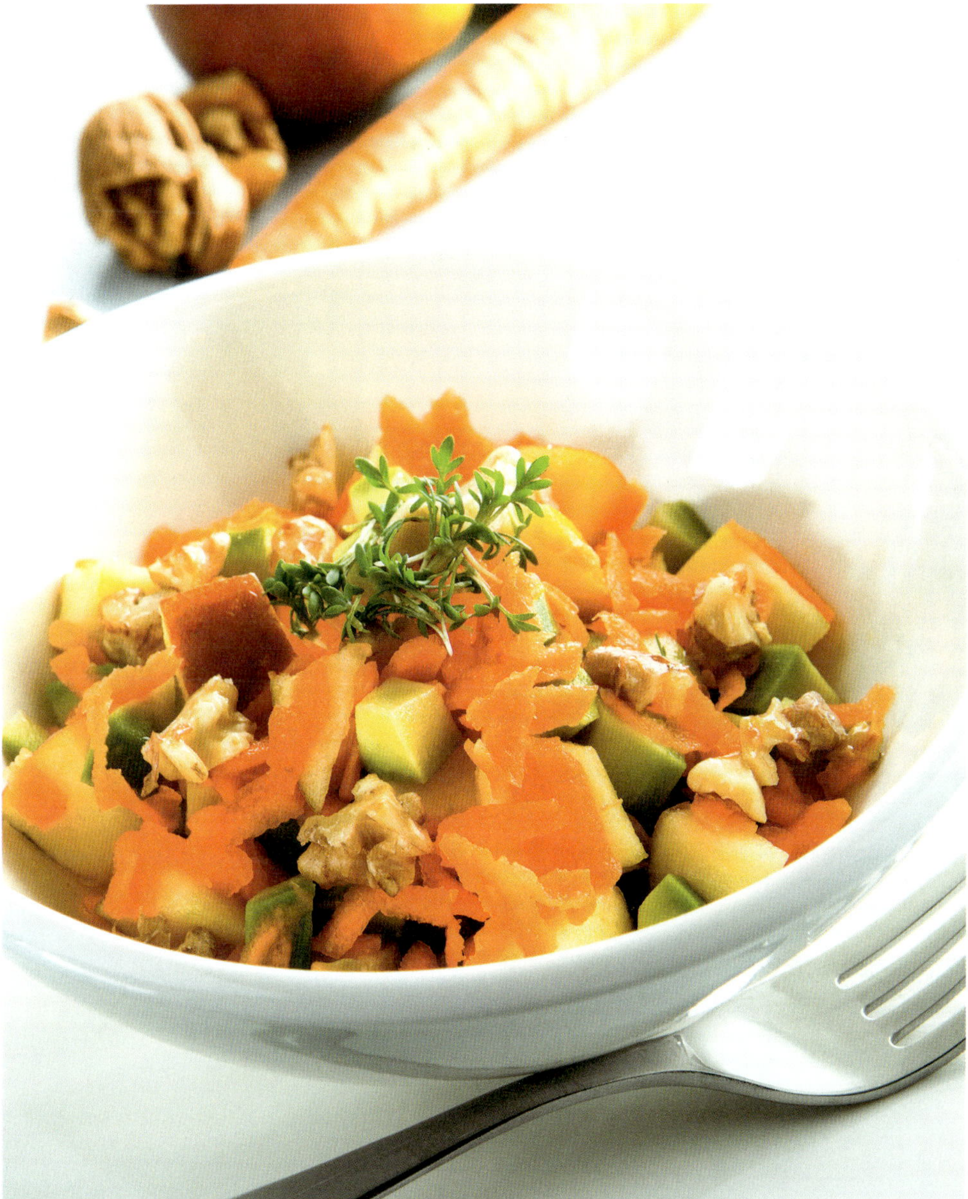

Herzhafter Flammkuchen mit Feigen

Zutaten für 4 Personen
10 g frische Hefe
250 g Weizenmehl, Typ 550
100 ml Buttermilch
2 EL Olivenöl
1 Prise Salz
2 rote Zwiebeln
100 g geräucherter Schinken in Scheiben
8 frische Feigen
150 g Ziegenfrischkäse
Schwarzer Pfeffer, gemahlen

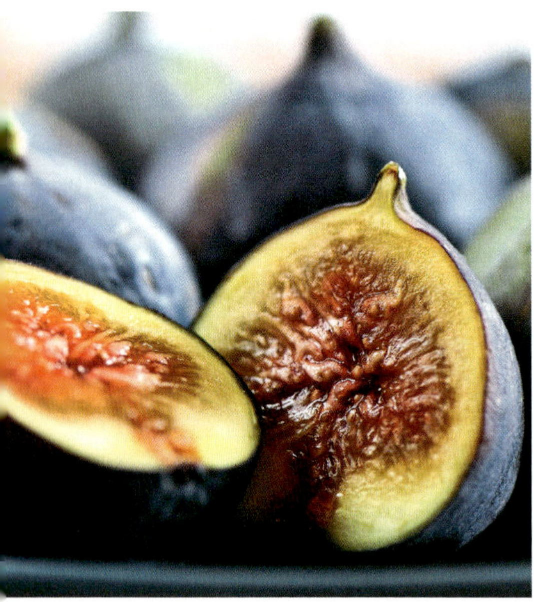

Zubereitung

1 Die Hefe in 4 EL warmem Wasser auflösen. Zusammen mit Mehl, Buttermilch, Öl und Salz zu einem glatten Teig verkneten, diesen zu einer Kugel formen und zugedeckt an einem warmen Ort 1 Stunde gehen lassen.

2 4 Stücke Backpapier in Backblechgröße zuschneiden. Die Zwiebeln schälen und in dünne Spalten schneiden. Den Schinken in 3 bis 4 cm breite Streifen schneiden. Die Feigen waschen und jeweils achteln.

3 Ein Backblech im Ofen bei 250 °C (Ober- und Unterhitze) vorheizen. Den Teig mit den Händen durchkneten und in 4 Portionen teilen. Nacheinander auf je 1 Bogen Backpapier sehr dünn ausrollen. Jeweils 10 Minuten ruhen lassen, dann noch dünner ausrollen.

4 Die Teigfladen mit dem glatt gerührten Ziegenfrischkäse bestreichen. Mit Zwiebeln und Schinken belegen, salzen und pfeffern. Nacheinander mit dem Backpapier auf das heiße Blech ziehen und im vorgeheizten Ofen auf der mittleren Schiene 5 bis 7 Minuten backen.

5 Mit den Feigen belegen und sofort servieren.

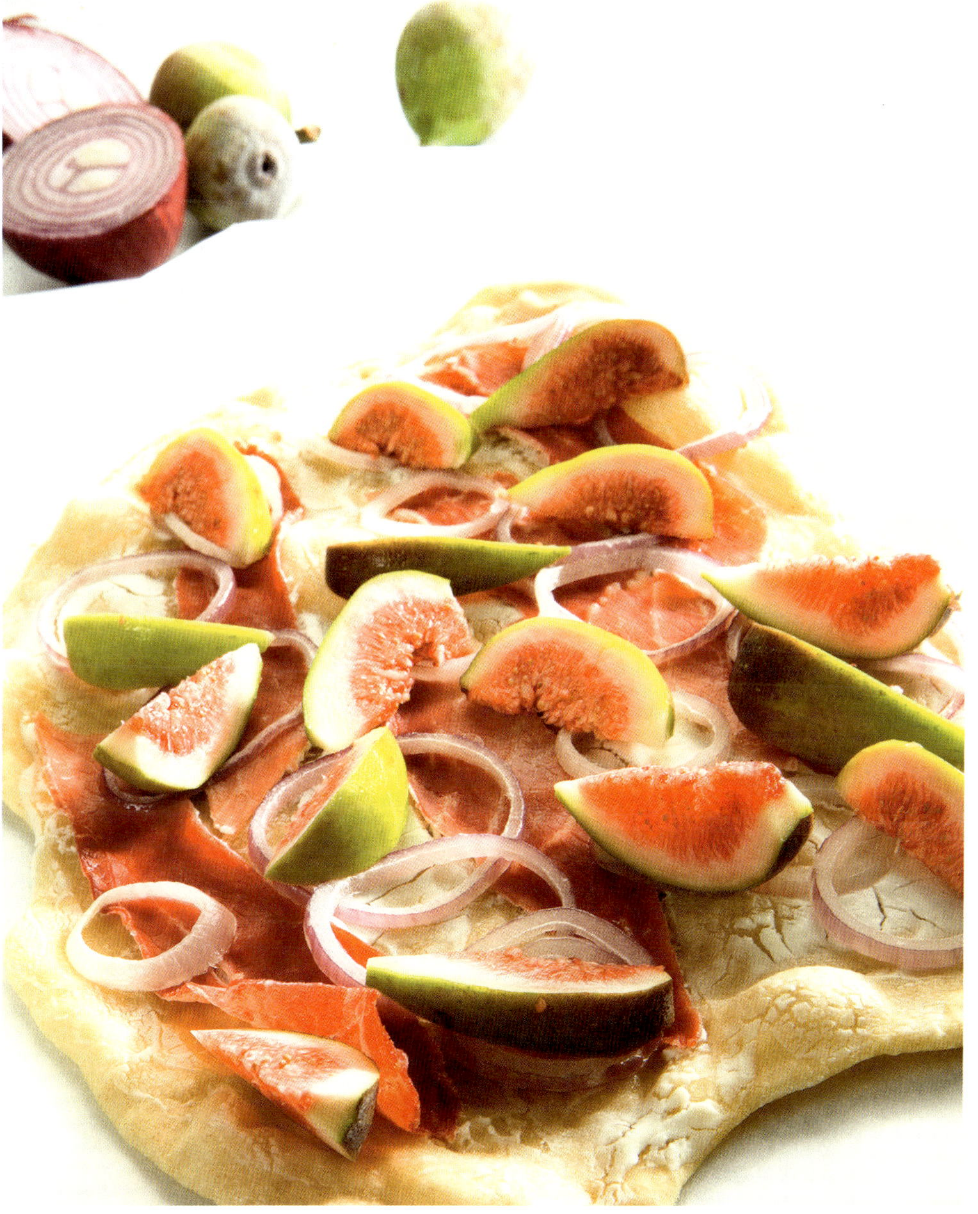

Gegrillte Austernpilze

Zutaten für 4 Personen
400 g Austernpilze
1 Prise Salz
1 EL Olivenöl, extra vergine
Schwarzer Pfeffer, gemahlen

Zubereitung

1 Die Pilze vorsichtig waschen, trocknen, in Salzwasser 1 bis 2 Minuten kochen und anschließend abtropfen lassen.

2 Den Backofen auf Grillen vorheizen.

3 Die Pilze auf beiden Seiten mit etwas Olivenöl bestreichen und direkt auf dem Grill oder auf Alufolie 5 Minuten von beiden Seiten grillen.

4 Abschließend mit Salz und Pfeffer würzen.

Shiitake-Kohlrabi-Gemüse

Zutaten für 4 Personen
250 g Shiitakepilze
500 g Kohlrabi
50 g Olivenöl, extra vergine
250 ml Gemüsebrühe (Instant)
1 EL Speisestärke

Zubereitung

1 Die Pilze putzen, mit Küchenpapier abwischen und in Streifen schneiden. Kohlrabi putzen, schälen und in Stifte schneiden.

2 Das Öl in einem Topf erhitzen, die Pilze zugeben und so lange rühren, bis das gesamte Öl aufgenommen wurde.

3 Kohlrabi unterrühren, Gemüsebrühe zugießen und alles zugedeckt 15 Minuten leicht kochen lassen.

4 Die Speisestärke in 2 EL kaltem Wasser auflösen, das Gemüse binden und weitere 5 Minuten leicht kochen lassen.

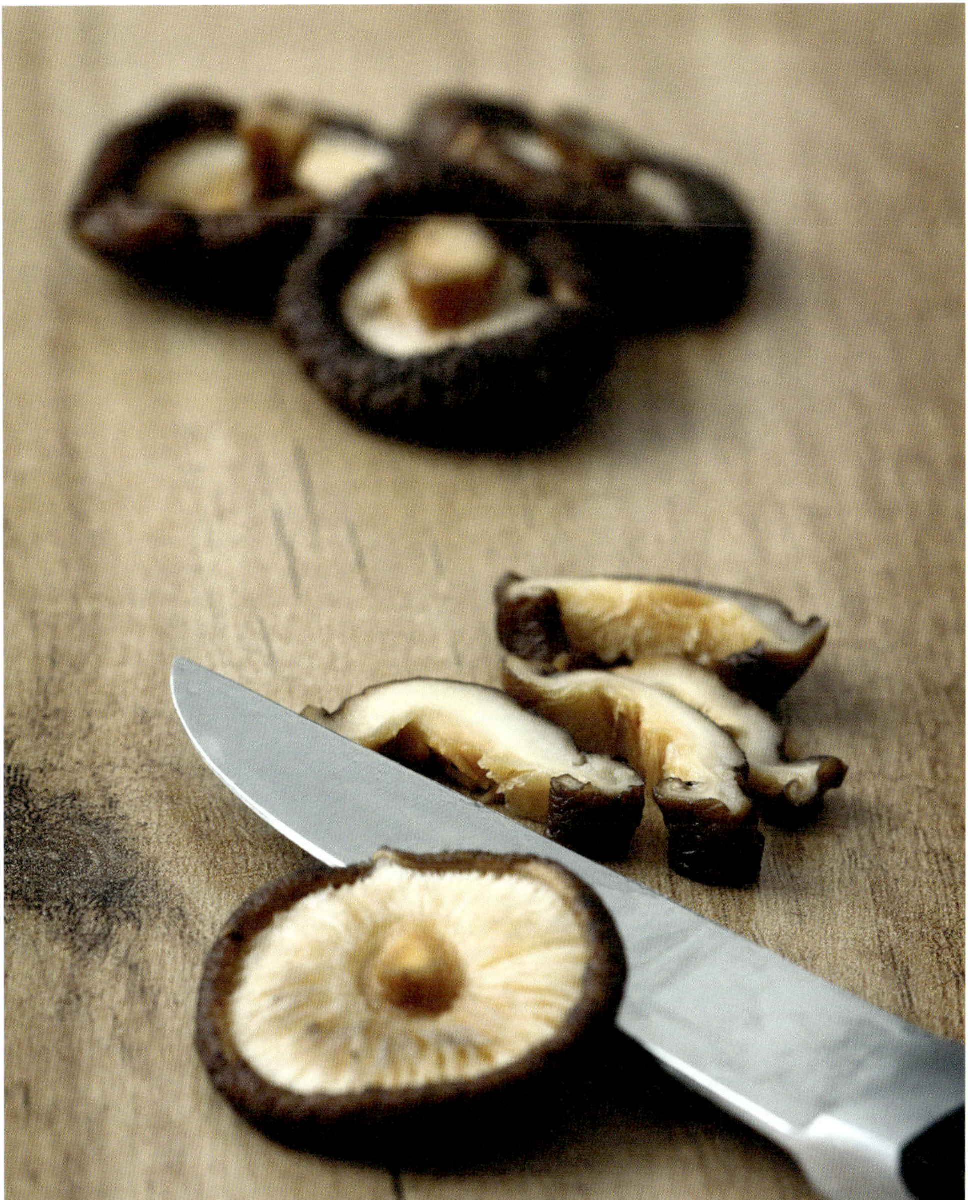

Auberginen-Knoblauch-Pfanne

Zutaten für 4 Personen

- 5 EL Olivenöl, extra vergine
- 600 g Auberginen
- 4 Knoblauchzehen
- 1 Dose Tomaten (500 g)
- 1 Prise Salz
- Schwarzer Pfeffer, gemahlen
- 2 TL Thymian (frisch oder getrocknet)

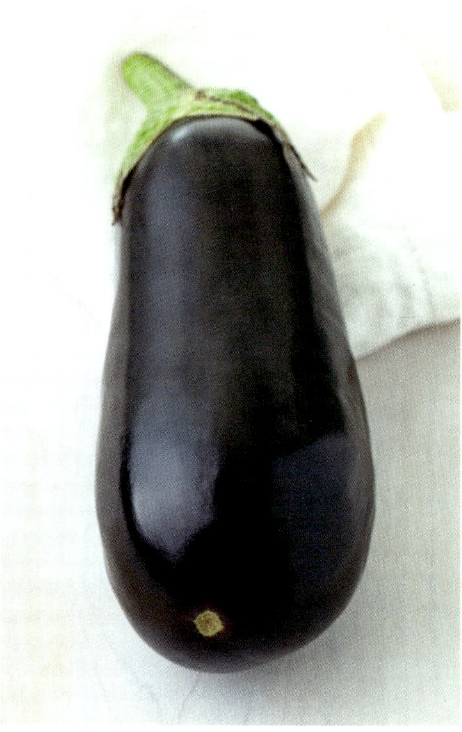

Zubereitung

1 Das Olivenöl in einer Pfanne erhitzen.

2 Die Auberginen putzen, waschen, zuerst der Länge nach in vier Teile, anschließend in 1 cm dicke Scheiben schneiden. Die Scheiben in dem heißen Öl einige Minuten von beiden Seiten braten, dann aus der Pfanne nehmen.

3 Die Knoblauchzehen schälen, klein hacken und ebenfalls in der Pfanne goldgelb braten.

4 Tomaten in Stücke schneiden und den gesamten Inhalt der Dose zum Knoblauch geben, alles bei starker Hitze um ein Drittel reduzieren. Dann die Auberginenscheiben hinzufügen.

5 Mit Salz und Pfeffer sowie dem Thymian würzen, dann noch 10 Minuten leicht kochen lassen.

Chinakohlgemüse mit roten Linsen

Zutaten für 4 Personen
1 Chinakohl
1 rote Paprikaschote
1 Zwiebel
2 EL Olivenöl, extra vergine
100 g rote Linsen
250 ml Gemüsebrühe (Instant)
3 EL Kürbiskerne
100 g Sojabohnensprossen
1 Prise Salz
Schwarzer Pfeffer, gemahlen
getrockneter Oregano

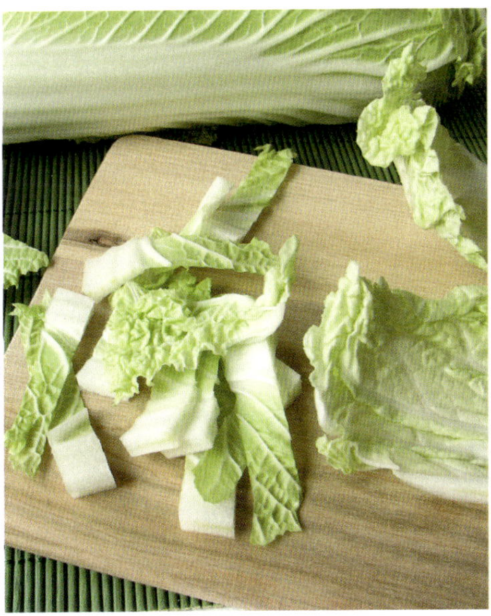

Zubereitung

1 Den Kohl putzen, den Strunk herausschneiden und in kleinere Stücke schneiden. Die Paprikaschoten putzen, entkernen, waschen und in Streifen schneiden. Die Zwiebel schälen und klein schneiden.

2 Das Olivenöl in einem Topf erhitzen.

3 Zwiebel und Paprika im heißen Öl andünsten. Den Kohl zufügen und anbraten. Die Linsen hinzugeben.

4 Das Gemüse mit der Brühe angießen und ca. 10 Minuten garen.

5 Die Kürbiskerne unter das Gemüse geben.

6 Die Sprossen waschen, abtropfen lassen und 2 Minuten vor Ende der Garzeit zum Gemüse geben.

7 Mit Salz, Pfeffer und Oregano abschmecken.

Gemischter Salat mit Brottrunk-Dressing

Zutaten für 4 Personen

- 300 g gemischter Salat (Mini-Romana, Rauke, Frisée, Salatherzen)
- 2 Zwiebeln
- 2 Tomaten
- ½ Salatgurke
- 1 gelbe Paprikaschote
- 200 g Feta (Magerstufe)
- 250 g saure Sahne
- 7 EL Kanne Brottrunk
- 2 TL Enzym-Ferment-Getreide (Bioladen oder Reformhaus)
- ½ TL Senf
- 1 Knoblauchzehe
- 1 Prise Salz
- Schwarzer Pfeffer, gemahlen
- frische Petersilie

Zubereitung

1 Das Gemüse putzen, waschen und abtropfen lassen. Die Zwiebeln schälen und in Ringe schneiden.

2 Den Knoblauch schälen und fein hacken.

3 Den Salat in mundgerechte Stücke zupfen, Tomaten und Gurke in Scheiben, Paprika in Ringe schneiden.

4 Alles in eine große Schüssel geben und gut mischen.

5 Feta abtropfen lassen, in Würfel schneiden und über den Salat geben.

6 Aus saurer Sahne, Brottrunk, Ferment-Getreide und Senf eine Soße anrühren, diese mit fein gehacktem Knoblauch, Salz, Pfeffer und gehackter Petersilie abschmecken und zu dem Salat reichen.

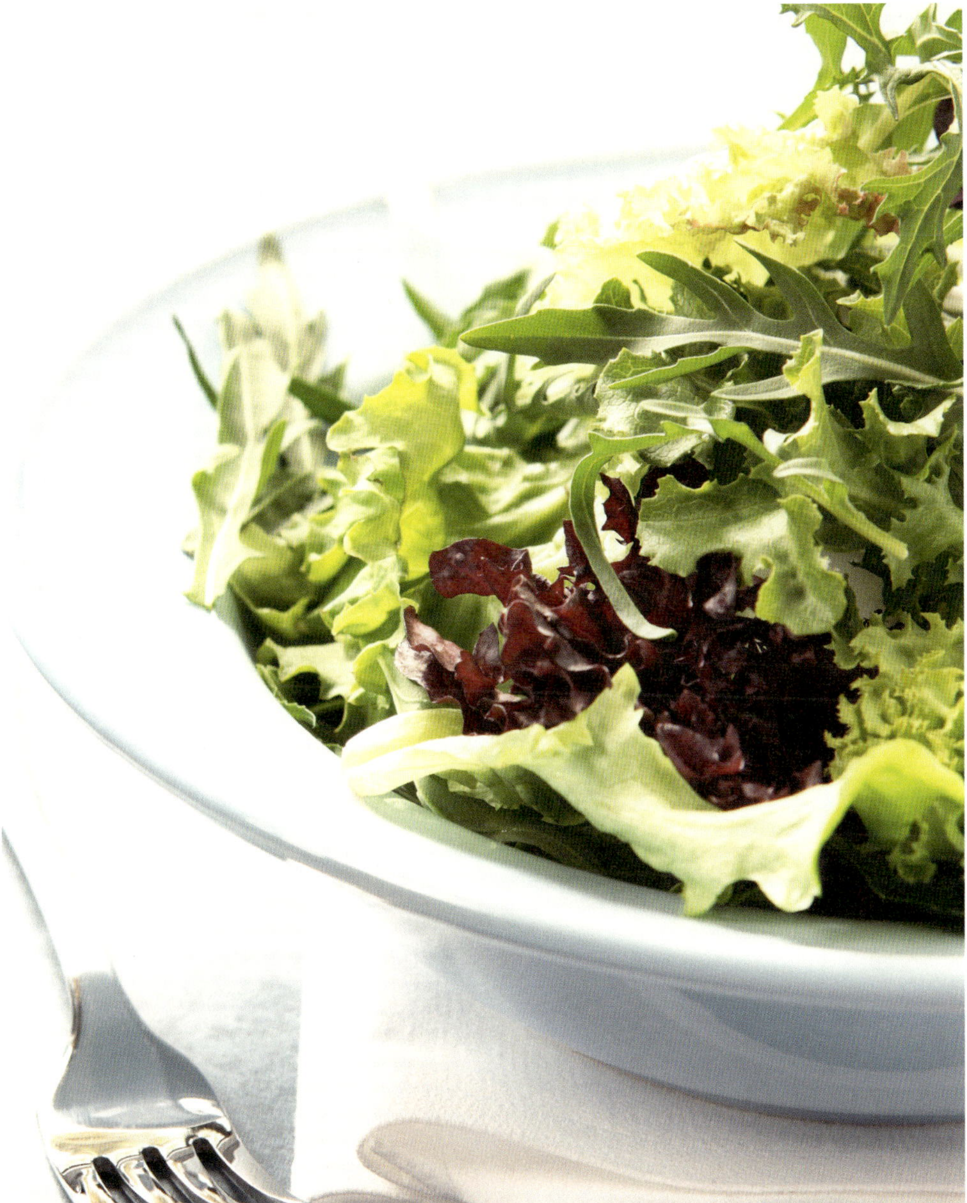

Fischpfanne

Zutaten für 4 Personen
500 g Thunfisch (frisch oder TK)
200 g Krabben (frisch oder TK)
8 EL Olivenöl, extra vergine
½ Zitrone (Saft)
2 Fleischtomaten
2 Zucchini
4 kleine Zwiebeln
1 rote Paprikaschote
1 gelbe Paprikaschote
2 Zwiebeln
½ Bund Petersilie
½ Bund Rosmarin
½ Bund Thymian
1 Prise Salz
Schwarzer Pfeffer, gemahlen
2 Knoblauchzehen

Zubereitung

1 Thunfisch und Krabben kalt abbrausen und abtropfen lassen. Thunfisch trocken tupfen und in mundgerechte Stücke schneiden.

2 Eine Marinade aus 4 EL Olivenöl und Zitronensaft zubereiten, über Thunfisch und Krabben geben.

3 Das Gemüse putzen und waschen. Die Tomaten einritzen, überbrühen, häuten, Kerne entfernen und anschließend klein schneiden.

4 Die Zucchini halbieren und in Scheiben, die Zwiebeln schälen und in Stücke, die Paprikaschoten entkernen und in Streifen schneiden.

5 Die frischen Kräuter kalt abbrausen und gut abtropfen lassen, Petersilie fein wiegen.

6 Das Gemüse in 2 EL Olivenöl gar dünsten. Kräuter fein hacken und das Gemüse mit Petersilie, Rosmarin, Thymian, Salz und Pfeffer würzen.

7 Thunfisch und Krabben aus der Marinade nehmen und abtropfen lassen.

8 Die Knoblauchzehen schälen und fein hacken.

9 In einer Wok-Pfanne 2 EL Olivenöl erhitzen. Knoblauch, Thunfischstücke und Krabben zugeben und alles kross anbraten. Das Gemüse dazugeben, alles gut vermischen und kurz erhitzen.

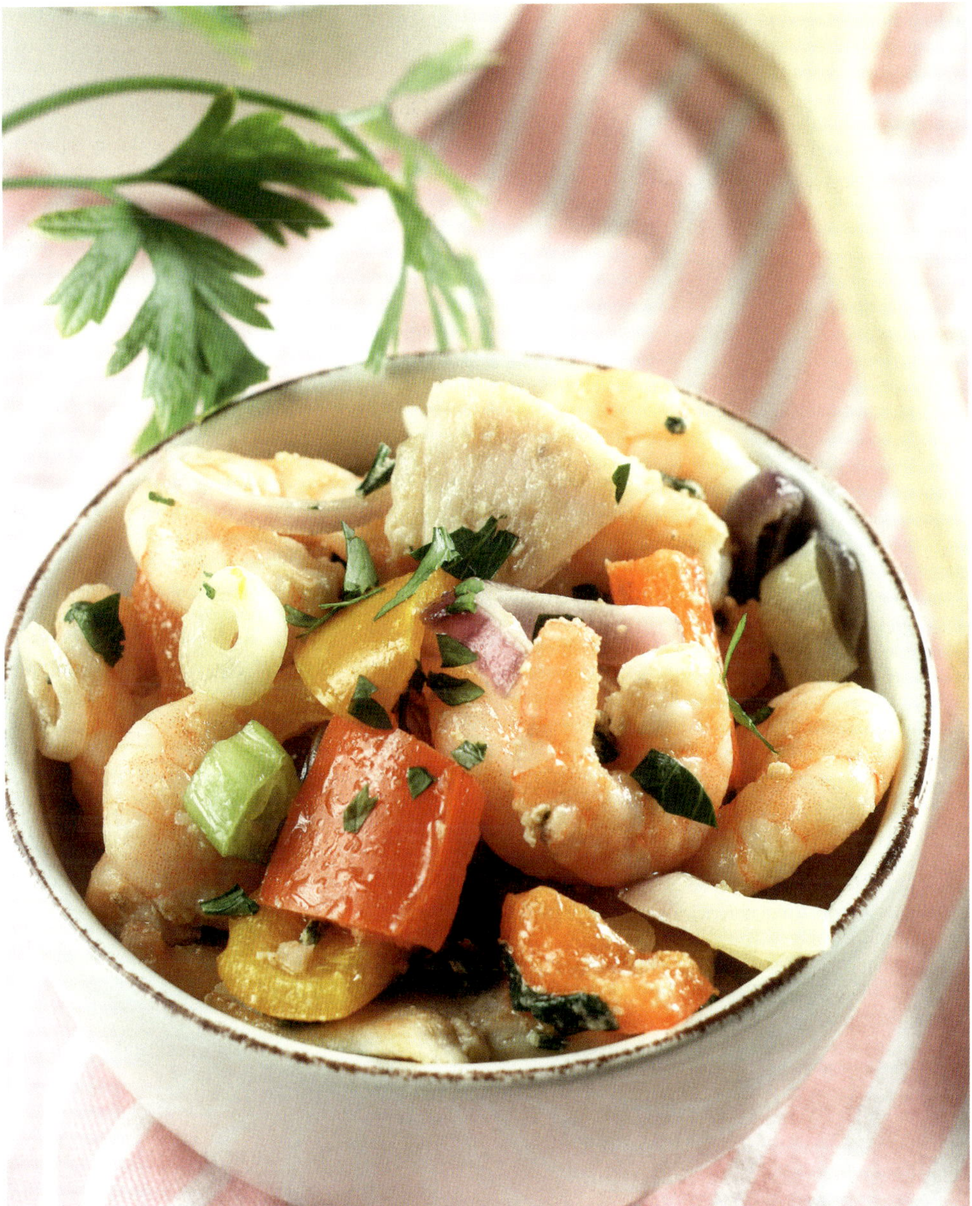

Seezungenröllchen mit Kräuter-Pesto

Zutaten für 4 Personen
12 Seezungenfilets
1 Bund gemischte Kräuter (z. B. Basilikum, Oregano, Petersilie, Salbei)
60 g Pinienkerne
2 Knoblauchzehen
60 g Parmesan, gerieben
75 ml Olivenöl, extra vergine
1 Prise Salz
Schwarzer Pfeffer, gemahlen
200 g Blattspinat (frisch oder TK)
1 Zwiebel
1 Knoblauchzehe
1 Prise Muskat
300 g Bandnudeln
10 EL Rapsöl
12 Zahnstocher

Zubereitung

1 Seezungenfilets kalt abbrausen, trocken tupfen und auf eine Arbeitsfläche legen.

2 Für das Pesto die Kräuter waschen, gut abtropfen lassen und die Blätter abzupfen.

3 Pinienkerne in einer Pfanne anrösten und herausnehmen.

4 Knoblauchzehen schälen. Kräuter, Pinienkerne und Knoblauch im Mixer zerkleinern. Parmesan und Olivenöl dazugeben und mit Salz und Pfeffer pikant abschmecken. Die Seezungenfilets mit der Hälfte des Pestos bestreichen.

5 Den Blattspinat putzen, waschen und abtropfen lassen. (TK-Spinat auftauen.) Zwiebel und Knoblauchzehe schälen, fein würfeln und in 2 EL Rapsöl andünsten. Den Blattspinat zugeben, kurz mitdünsten und mit Pfeffer, Salz und Muskat würzen.

6 Den Spinat auf die Seelachsfilets verteilen, die Filets zu Rouladen aufrollen, mit Zahnstochern feststecken.

7 Die Nudeln nach Packungsanweisung zubereiten, abgießen und abtropfen lassen. Mit der anderen Hälfte des Pestos vermischen.

8 In einer Pfanne das restliche Rapsöl erhitzen und die Fischrouladen goldgelb braten, anschließend auf Küchenkrepp abtropfen lassen.

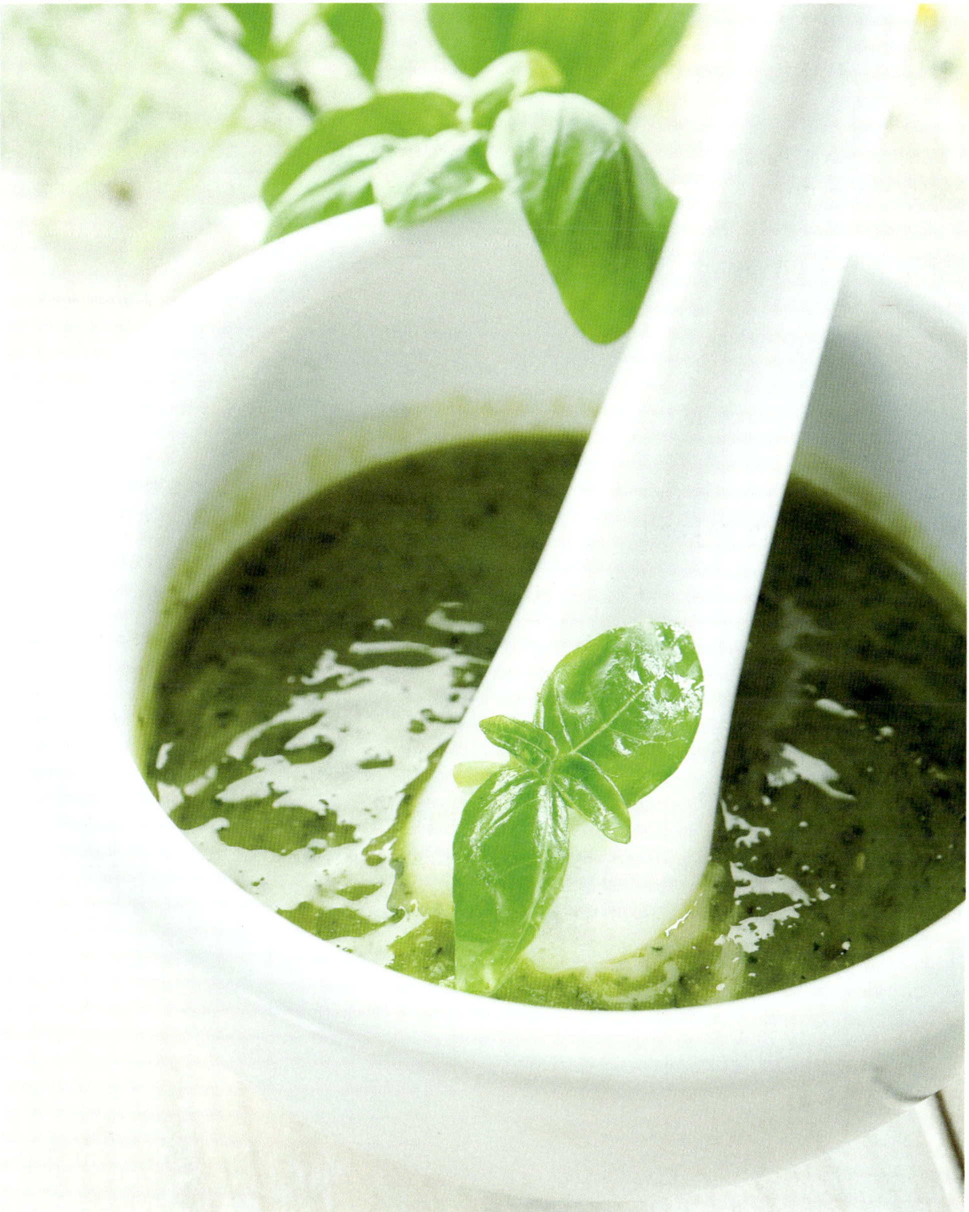

Nudeln mit Pesto, Feta und Oliven

Zutaten für 4 Personen
400 g Spaghetti
200 g Feta (Magerstufe)
100 g schwarze Oliven
2 Knoblauchzehen
4 EL Olivenöl, extra vergine
150 g Kräuter-Pesto

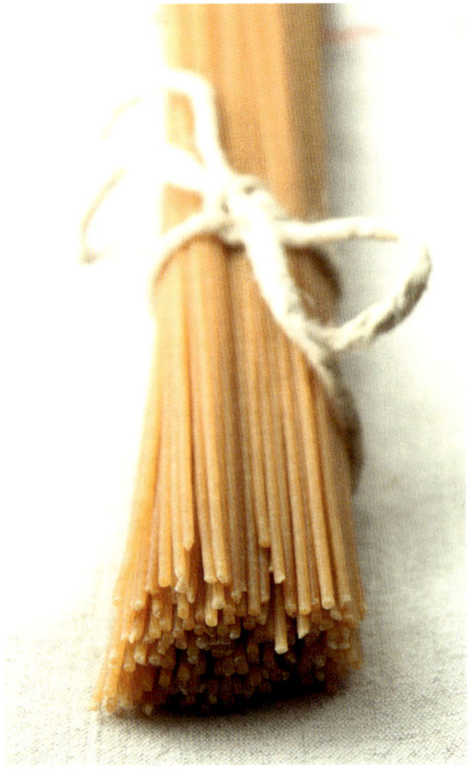

Zubereitung

1 Die Nudeln nach Packungsanweisung zubereiten. Den Feta abtropfen lassen und würfeln. Die Oliven abtropfen lassen.

2 Die Knoblauchzehen schälen, grob hacken und in heißem Olivenöl kurz andünsten.

3 Die Spaghetti abgießen, abtropfen lassen und in dem heißen Knoblauchöl schwenken.

4 Mit Feta, Oliven und Kräuter-Pesto anrichten.

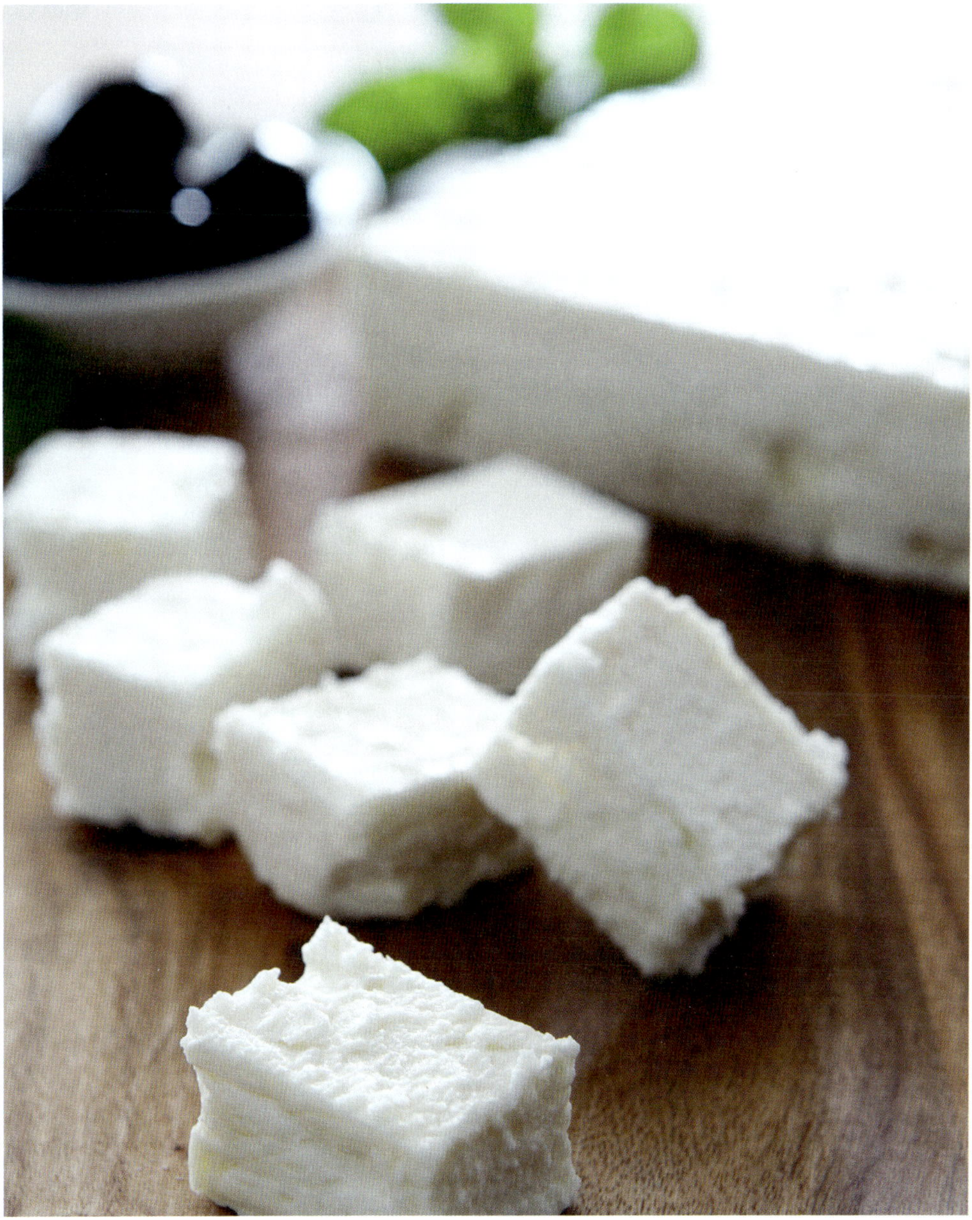

Tofu mit Gemüse

Zutaten für 4 Personen

- 200 g Tofu
- 4 EL Rapsöl
- 200 g Blattspinat (frisch oder TK)
- 1 rote Paprikaschote
- 1 Stk. frischer Ingwer
- 2 Zwiebeln
- 1 Knoblauchzehe
- 400 ml Kokosmilch
- 100 g Sojabohnensprossen
- 1 Prise Salz
- Schwarzer Pfeffer, gemahlen
- 1 TL Koriandergrün, gehackt

Zubereitung

1 Tofu in 1 cm dicke Würfel schneiden. Spinat waschen und verlesen. (TK-Spinat auftauen.) Die Paprika entkernen, waschen und klein schneiden. Zwiebeln und Knoblauch schälen und fein hacken.

2 Öl in einer Pfanne erhitzen. Tofuwürfel in Öl anbraten, dann herausnehmen. Anschließend das Gemüse darin anbraten, mit der Kokosmilch angießen, die Sojabohnensprossen dazugeben.

3 Das Gemüse kochen lassen, bis es weich ist. Die Tofuwürfel unter das Gemüse heben. Das Gericht abschmecken und mit dem Koriander bestreuen.

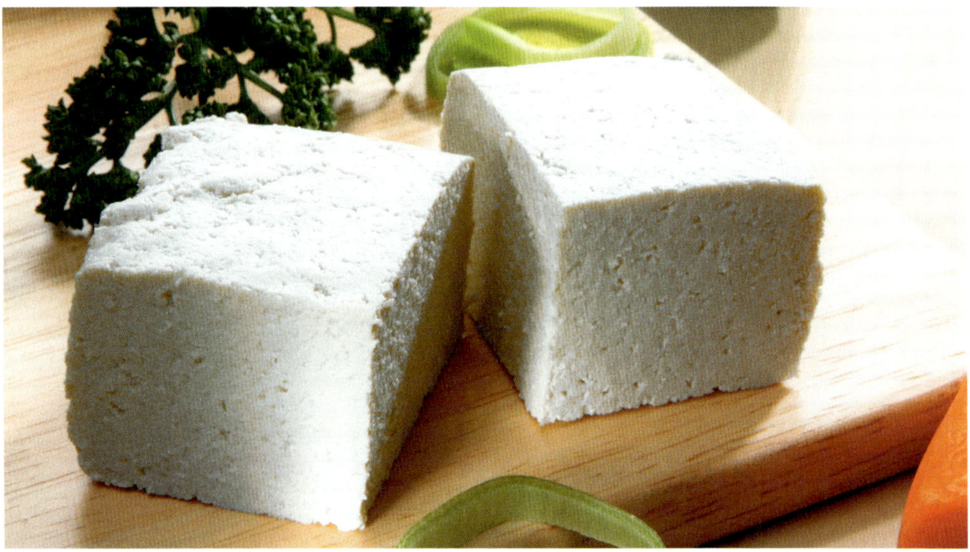

Dinkelbrot

basisch

Zutaten für 4 Personen
450 g Dinkelmehl
150 g Quinoa-Mehl
2 TL Flohsamenschalen, gemahlen
1 ½ TL Backpulver
1 TL Salz
½ TL Stevia-Pulver
etwas Zimt
450 ml ungesüßte Mandelmilch
80 ml kaltgepresstes Kokosöl
1 EL Olivenöl zum Einfetten der Form

Zubereitung

1 Den Backofen auf 180 °C vorheizen und eine Brotbackform mit Olivenöl einfetten.

2 Beide Sorten Mehl, Flohsamenschalen, Backpulver, Salz, Stevia und Gewürze in einem Mixer zusammen mit der Mandelmilch und dem Kokosöl zu einem geschmeidigen Teig verarbeiten.

3 Den Teig in die Brotbackform geben und 75 Minuten backen.

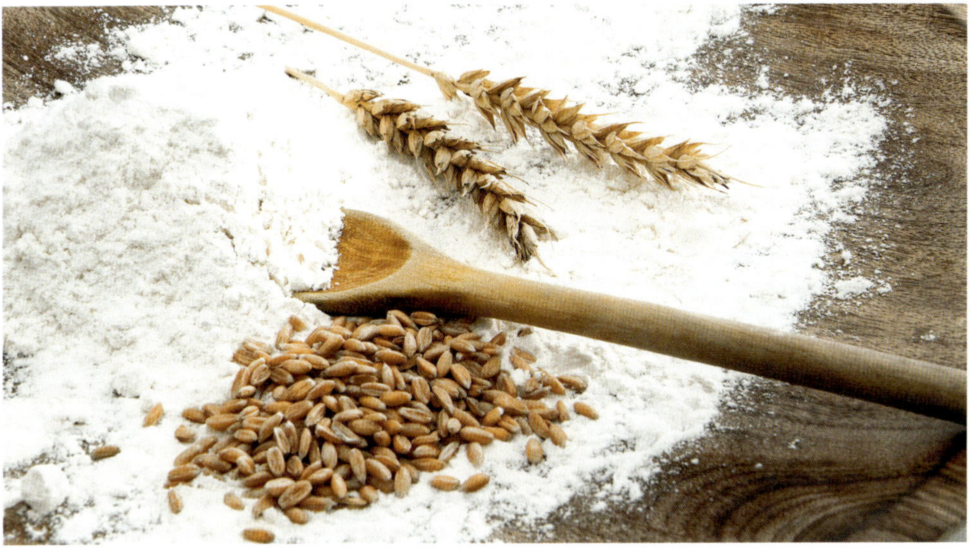

Dinkel-Pasta mit Tomaten

basisch

Zutaten für 4 Personen

- 6 Frühlingszwiebeln
- 2 Knoblauchzehen
- 16 Stab- oder Pflaumentomaten (Roma-Tomaten)
- 120 ml Olivenöl, extra vergine
- 500 g Dinkelnudeln
- 1 Tasse frischer Basilikum
- 1 Prise Salz
- Schwarzer Pfeffer, gemahlen

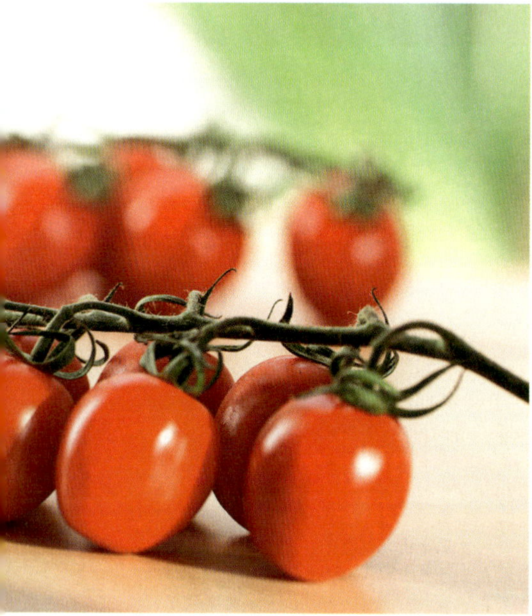

Zubereitung

1 Die Frühlingszwiebeln schälen und klein würfeln. Den Knoblauch schälen und würfeln.

2 Frühlingszwiebel und Knoblauch in der Pfanne im heißen Öl leicht andünsten.

3 Die Tomaten klein schneiden und in eine große Schüssel geben.

4 Frühlingszwiebeln und Knoblauch mit dem Öl zu den Tomaten geben und alles miteinander vermischen.

5 Die Nudeln nach Packungsanweisung zubereiten, abgießen und abtropfen lassen. Zusammen mit dem gezupften Basilikum zu dem Tomatenmix in die Schüssel geben und alles gut miteinander vermischen. Mit Salz und Pfeffer abschmecken.

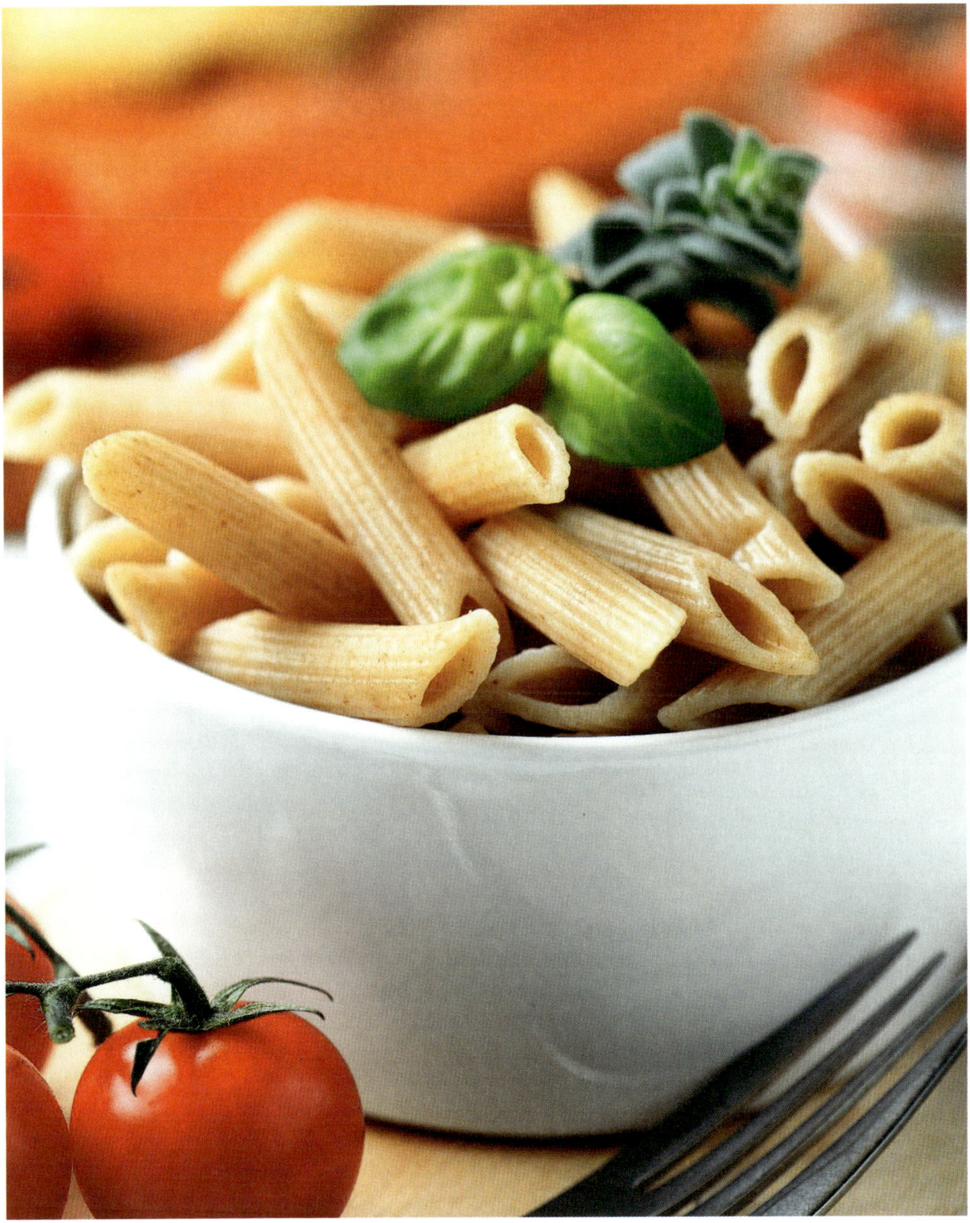

SNACKS & CO

Vitamin-Drink

Zutaten für 2 Personen
300 ml fettarme Milch, 1,5 % Fett
1 Apfel
2 EL Weizenkeime
Zimt
etwas Zucker

Zubereitung

Die Milch mit dem geschälten und kleingeschnittenen Apfel im Mixer pürieren, Weizenkeime zugeben und mit Zimt und Süßstoff abschmecken.

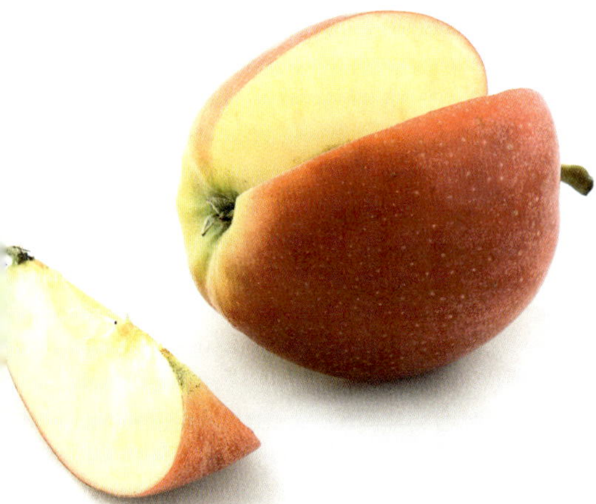

Mango-Buttermilch-Shake

Zutaten für 2 Personen
1 Mango
2 kleine Gläser Buttermilch (200 ml)
1 kleines Glas Multivitaminsaft (100 ml)
1 TL Honig

Zubereitung

1 Die Mango schälen, das Fruchtfleisch erst vom Stein und dann in grobe Würfel schneiden. Zusammen mit den restlichen Zutaten in ein hohes Mixgefäß geben und mit einem Pürierstab fein pürieren.

2 In zwei hohe Gläser füllen und sofort servieren.

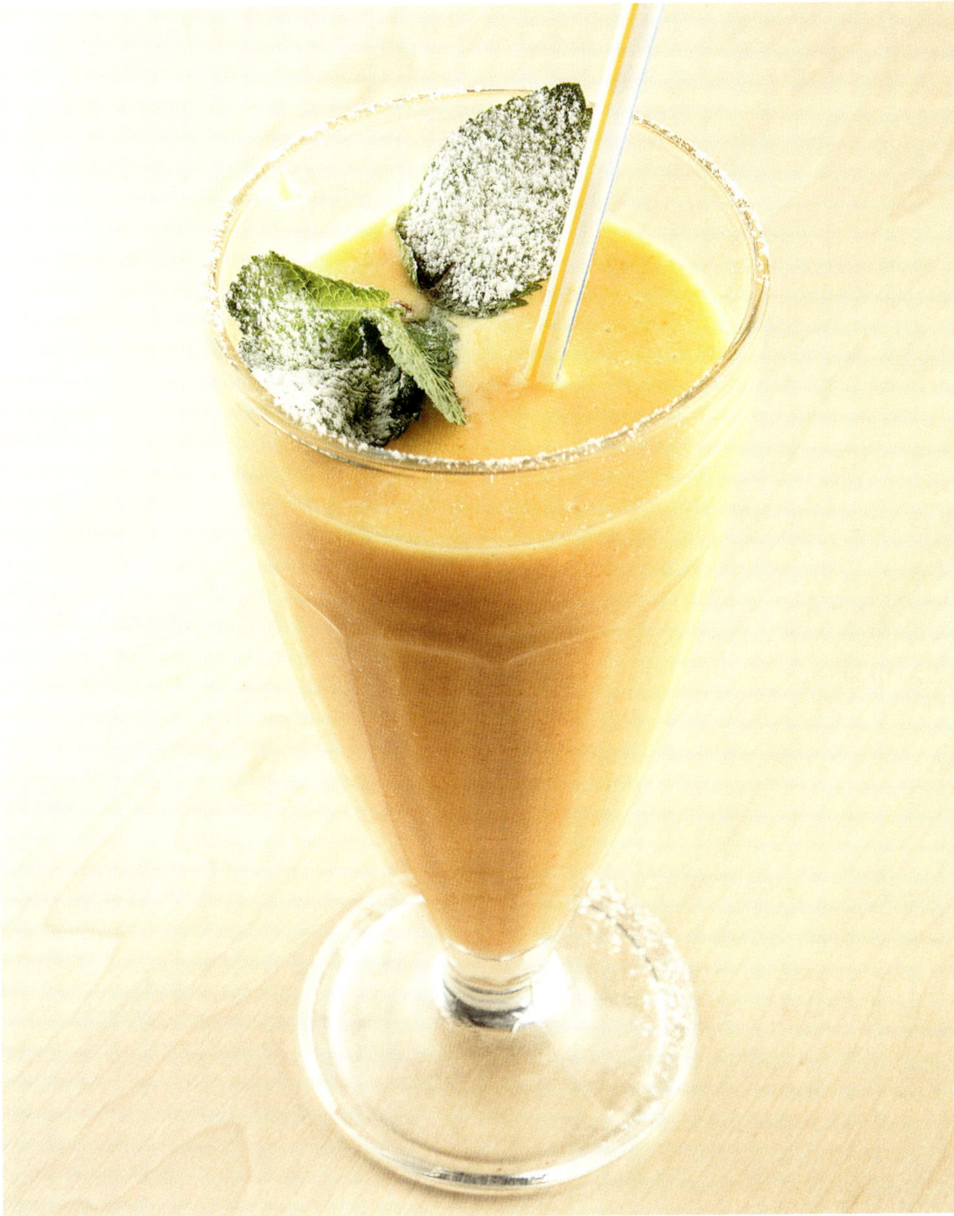

Quinoa-Auflauf mit Früchten

Zutaten für 2 Personen
120 g Quinoa
2 Tassen Milch, 1,5 % Fett
2 Prisen Salz
Vanillemark
1 Apfel
1 Ei
2 geh. TL Zucker
1 geh. EL Rosinen, eingeweicht
Zimt
1 TL Rapsöl (zum Ausfetten der Form)

Zubereitung

1 Quinoasamen, Vanillemark, Salz und Milch in einen Topf geben und 10–15 Minuten kochen lassen. Vom Herd nehmen und weitere 15–20 Minuten nachquellen lassen.

2 Den Backofen auf 180 °C vorheizen. Den Apfel waschen, putzen und in schmale Schnitze schneiden. Das Ei unter die etwas abgekühlte Quinoamasse arbeiten.

3 Zucker, Apfelschnitze, Rosinen und Zimt unter die Quinoamasse mengen.

4 Die Masse in eine gefettete Auflaufform geben und im vorgeheizten Backofen bei 180 °C auf der mittleren Schiene ca. 35–45 Minuten backen.

Zimtcreme mit Dattelkompott

Zutaten für 2 Personen
150 ml Apfelsaft
8 getr. Datteln (ca. 80 g)
1 Msp. Zimtpulver
50 g Fischkäse, fettreduziert
50 g Magerquark
150 g Naturjoghurt, 1,5 % Fett
1 TL Pistazien

Zubereitung

1 Den Apfelsaft aufkochen und beiseite stellen. Die Datteln entsteinen, klein würfeln und zusammen mit Zimt mit dem Apfelsaft verrühren.

2 Frischkäse und Quark mit den Quirlen des Handrührgerätes glatt rühren. Nach und nach den Joghurt unterrühren.

3 Das Dattelkompott in 2 Dessertgläser füllen. Die Joghurtcreme darauf verteilen und mit Pistazien bestreut servieren.

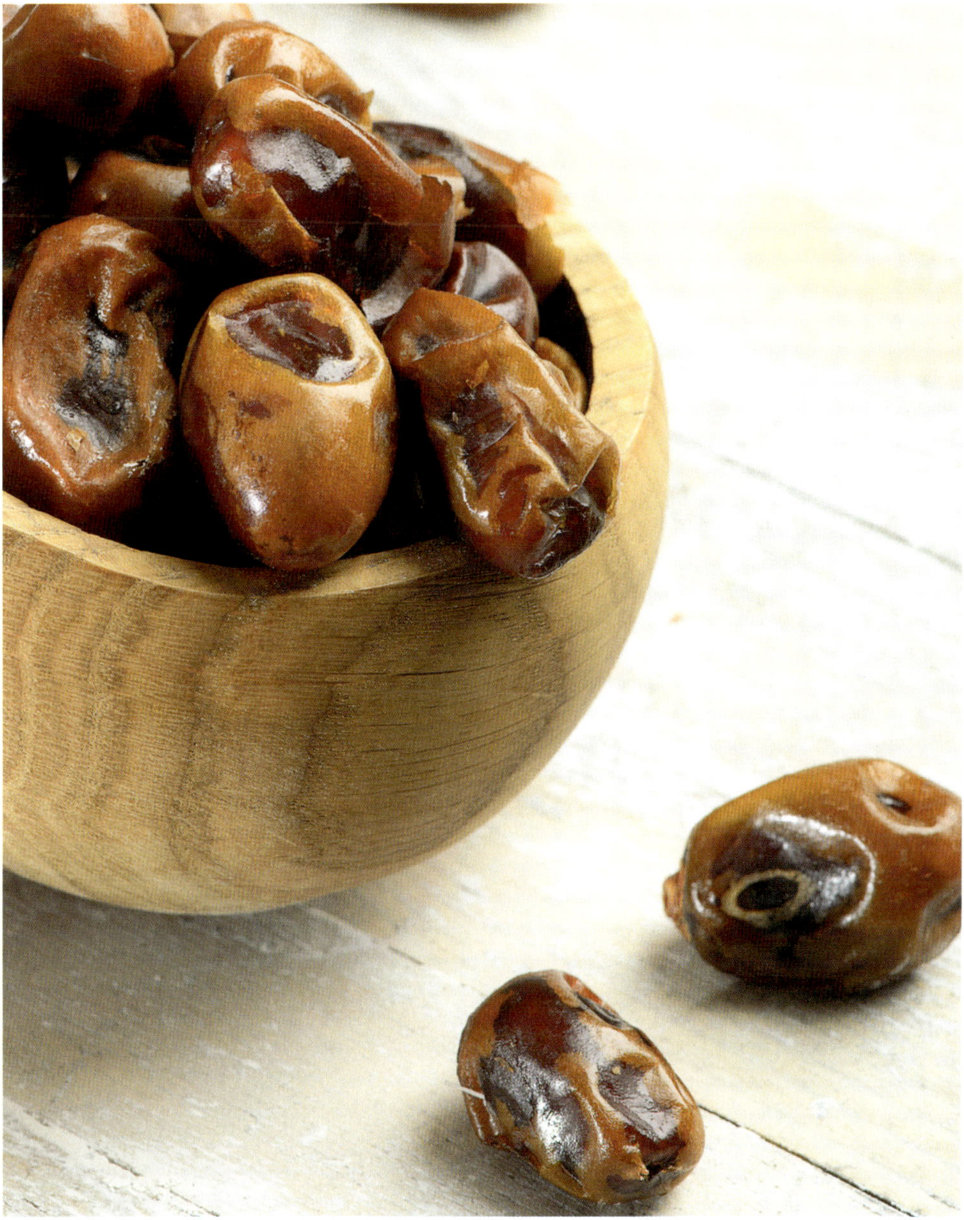

Weizenschrot-Flammeri

Zutaten für 2 Personen
100 g feines Weizenvollkornschrot
400 ml Milch, 1,5 % Fett
1 Vanilleschote
Zimt
etwas abgeriebene Zitronenschale
2 EL Honig
4 EL Himbeeren

Zubereitung

1 Das Weizenvollkornschrot mit der Milch mischen und unter ständigem Rühren zum Kochen bringen. Sobald das Mehl anfängt zu binden, den Topf vom Herd nehmen.

2 Vanillemark, etwas Zimt und Zitronenschale zum Schrotbrei geben. Zum Schluss mit dem Honig süßen und den Flammeri in Glasschälchen füllen.

3 Den Flammeri mit den gewaschenen Himbeeren garnieren und gut gekühlt servieren.

Muntermacher-Brote

Zutaten für 2 Personen
2 Scheiben Vollkornbrot
300 g Quark, 0,2 % Fett
2 Birnen
1 Portion Heidelbeeren (ca. 100 g)
2 EL Weizenkeime

Zubereitung

1 Die Brotscheiben dick mit Quarkcreme bestreichen, mit einer gewaschenen und in Spalten geschnittenen Birne und der Hälfte der gewaschenen Heidelbeeren belegen.

2 Die andere Birnen ebenfalls waschen, halbieren, das Kerngehäuse entfernen und die Birnenhälften würfeln. Mit den Weizenkeimen und Heidelbeeren mischen und auf den beiden Brotscheiben verteilen.

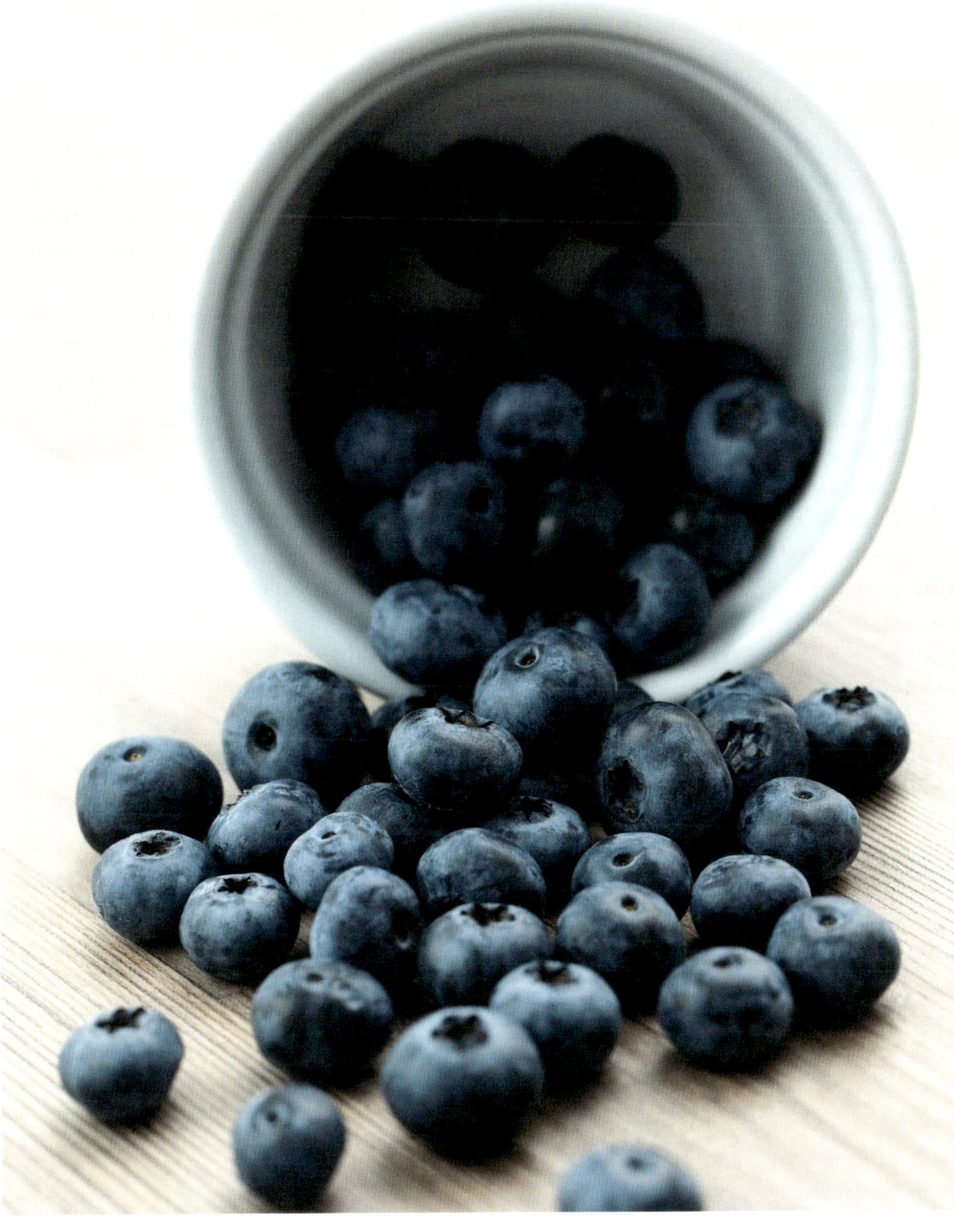

Quark-Terrine

Zutaten für 2 Personen
½ Pck. Magerquark
8 EL Milch, 1,5 % Fett
etwas Zucker
2 Blatt Gelatine, in kaltem Wasser eingelegt
200 g Obst der Saison zum Garnieren

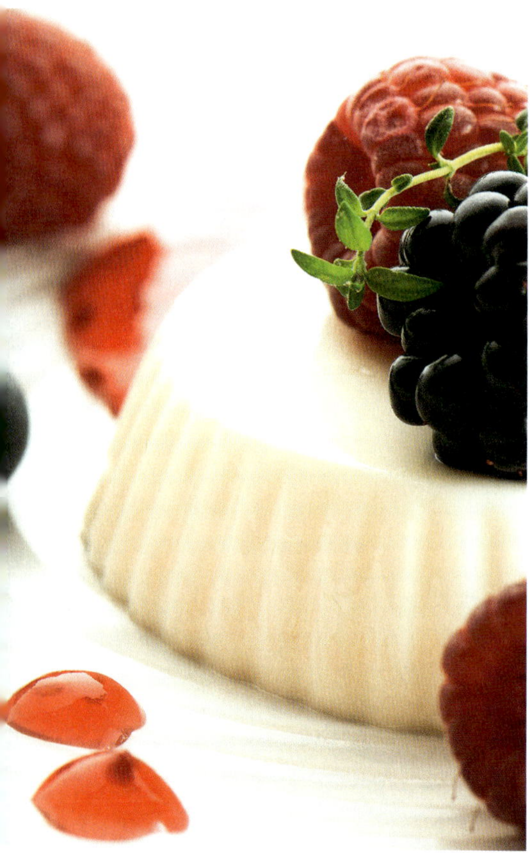

Zubereitung

1 Den Quark mit etwas Milch verrühren. Mit Zucker abschmecken.

2 Die restliche Milch erwärmen und die ausgedrückte Gelatine darin auflösen. Sogleich zur Quarkmasse geben und gut verrühren. In eine Form füllen und im Kühlschrank fest werden lassen.

4 Zum Anrichten die Terrine stürzen und mit dem Obst der Saison garnieren.

NÜTZLICHE HILFEN FÜR DEN ALLTAG

Bei Bewegungsschmerzen sollten die betroffenen Gelenke durch Bandagen oder Schienenverbände gestützt werden. Leider werden sichtbare Hilfsmittel von Arthrose-Patienten oft als Makel oder Schwäche betrachtet. In vielen Fällen ist ihr Gebrauch aber sinnvoll, denn sie entlasten geschädigte Gelenke wirkungsvoll.

!

Medizinische Hilfsmittel helfen, die Schmerzen zu reduzieren und die Belastbarkeit der Gelenke wiederherzustellen.

Ziel jeder Behandlung ist es, Ihre Schmerzen zu reduzieren, eventuell sogar ganz zu beseitigen. Dadurch können Sie sich besser bewegen, was wiederum die Versorgung des Gelenkknorpels mit den notwendigen Nährstoffen fördert. Eine große Hilfe bei der Schmerzreduktion sowie eine erhöhte Gelenkstabilität bieten medizinische Bandagen und Orthesen. Dennoch: Wenn Sie sich vor Schmerzen kaum bewegen können, müssen Sie eventuell zu orthopädischen Hilfsmitteln greifen. So können Sie Alltagsbewegungen bzw. -verrichtungen wie Greifen oder Gehen mithilfe von Anziehhilfen, Gehhilfen oder Rollator besser bewältigen.

Bandagen und Orthesen

!

Bandagen und Orthesen können zur konservativen Therapie einer Kniegelenksarthrose eingesetzt werden.

Bandagen und Orthesen bilden einen Baustein einer erfolgreichen Gesamttherapie bei Arthrose des Kniegelenkes. Beide Hilfsmittel verbessern Ihre Beweglichkeit und Ihre Lebensqualität. Sie verringern den Schmerz, entlasten und stabilisieren das Gelenk, indem das Gewicht auf nicht betroffene Gelenkregionen verlagert bzw. verteilt wird. Dadurch wird Ihr Gelenk stabilisiert, eine einseitige Belastung durch Fehlstellungen wird bereits im Vorfeld verhindert. In der Folge nimmt die Reaktionsfähigkeit zu, gleichzeitig sinkt das Verletzungsrisiko.

Vor allem für ältere Patienten mit einer Kniearthrose weisen Bandagen einen wesentlichen Vorteil auf: Sie sind einfach anzuwenden. Das elastische Material, aus dem diese Bandagen hergestellt sind, kann leicht über das betroffene Knie gestreift werden und verleiht dem Betroffenen das Gefühl der Stabilisierung. Dies wird durch die Kompressionsfähigkeit des elastischen Bandagenmaterials erreicht. Außerdem werden durch diese Kompression Sinneszellen in der Haut und tiefer gelegene Strukturen in der Umgebung des Gelenkes aktiviert.

Ein weiterer Vorteil von Bandagen ist die Temperaturkontrolle von außen; diese als sehr angenehm beschriebene Eigenschaft hilft besonders bei feuchter Kälte und bei klimatischen Bedingungen, die bestehende Schmerzen noch verstärken können. Außerdem können Bandagen die Muskelaktivität in der Region des betroffenen Gelenkes verbessern. Ein Nachteil von Bandagen ist jedoch die fehlende externe Haltefunktion.

Orthesen sind eine Kombination eines stabilen Halteapparates mit einer Bandage. Damit weisen Orthesen zusätzlich zu den Vorteilen einer Bandage noch weitere Pluspunkte auf. Sie können das Gelenk bis zu einem gewissen Grad von außen stabilisieren. Außerdem dienen sie zur konservativen Behandlung einer Kniegelenkarthrose, wenn eine Operation nicht möglich oder vom Patienten verweigert wird. Orthesen eignen sich auch für die Behandlung vor oder nach einer Operation.

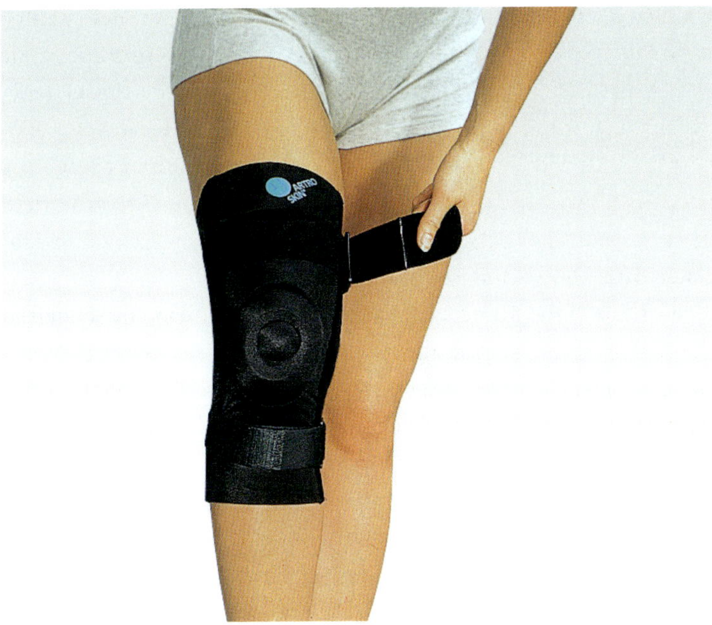

Um die Bewegungsfähigkeit zu erhalten und das Fortschreiten der Arthrose zu vermeiden, helfen in manchen Fällen das Gelenk stabilisierende Bandagen.

!

Wichtig bei Arthrose des Kniegelenkes: Das Gelenk entlasten.

Tipps für Patienten mit einer Arthrose des Kniegelenkes

- Stützen Sie sich beim Aufstehen mit den Armen ab, damit das Körpergewicht nicht allein auf den Beinen lastet. Das Kniegelenk sollte vor dem Aufstehen mehrmals bewegt werden. Dies gilt nicht nur für das Aufstehen am Morgen, sondern auch nach längeren Sitzpausen (z. B. Auto-, Bus- oder Bahnfahrten, längere Flüge, Kino oder Konzert).
- Durch Abstützen auf einem Gehstock bzw. einer Gehhilfe können Sie das Kniegelenk um bis zu einem Drittel entlasten. Tragen Sie den Stock bzw. die Gehhilfe immer auf der gesunden Seite.
- Regelmäßige Sitzpausen schützen vor einer Überbelastung des betroffenen Kniegelenkes.
- Die Schuhe sollten Ihnen genügend Halt geben. Tragen Sie deshalb besser geschlossene Schuhe als offene oder Sandalen. Niedrigere Absätze sind besser für das Kniegelenk.
- Drücken Sie im Sitzen das Bein möglichst durch.
- Vermeiden Sie es, schwere Taschen, Kisten, Getränkekästen etc. zu tragen, da das Gewicht nicht nur auf dem Oberkörper, sondern auch auf den Beinen lastet.
- Gehen Sie Treppen langsam hinauf und hinab. Stützen Sie sich am Geländer ab, damit das Gewicht darauf verlagert wird.

Gehhilfen

Gehhilfen verbessern das Gleichgewicht, sie entlasten Knie- und Hüftgelenke. Der Gehstock ist zwar leicht und sehr handlich, belastet aber die Handgelenke erheblich und bietet nur relativ wenig Standsicherheit. Die Unterarmstütze – früher als „Krücke" bezeichnet – ermöglicht einen weitgehend normalen Gehablauf und entlastet die Handgelenke. Eine spezielle Form ist die Achselgehstütze: Sie ist noch schonender für die Handgelenke, doch kann bei einer Anwendung über längere Zeit die Lendenwirbelsäule geschädigt werden.

Auch beim Gehwagen bzw. Rollator gibt es verschiedene Ausführungen. Diese unterscheiden sich hauptsächlich durch die Anzahl der Räder und die damit verbundene unterschiedliche Wendigkeit und gebotene Sicherheit. Der Zweiradgehwagen hat vorn zwei Räder, hinten Gummistopper, die zwar eine erhöhte Stabilität, jedoch keinen flüssigen Gehablauf ermöglichen. Der Dreiradgehwagen, auch Deltarad genannt, ist sehr wendig und kann einfach zusammengeklappt werden. Zwar besteht ein leicht erhöhtes Kipprisiko, doch ist ein flüssiger Gehablauf möglich. Der Vierradgehwagen gewährleistet einen flüssigen Gehablauf. Feststellbremse und Sitzfläche ermöglichen Ihnen, zwischendurch eine Pause einzulegen. Ein Einkaufs- oder Transportkorb bietet zusätzlichen Nutzen.

!

Gerade bei schweren Bewegungseinschränkungen können Hilfsmittel die Beweglichkeit verbessern und Schmerzen vorbeugen.

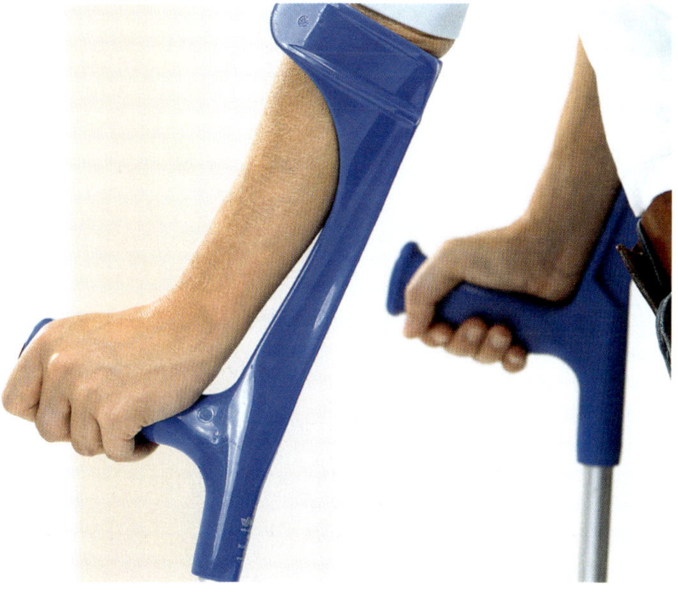

Gehhilfen verbessern das Gleichgewicht, sie entlasten Knie- und Hüftgelenke.

!

Informieren Sie sich bei Ihrem Orthopäden und einem Sanitätsfachhandel über Helfer, die Ihnen den Alltag erleichtern.

Praktische Helfer im Haus

Viele Arthrose-Patienten stehen aufgrund ihrer eingeschränkten Beweglichkeit immer wieder vor alltäglichen Problemen: etwas aufheben, Haare kämmen, Strümpfe anziehen etc. Hier leisten diverse Hilfsmittel gute Dienste. So gibt es Greifhilfen, Kämme und Bürsten mit langen und gewinkelten Griffen, Anziehhilfen für Strümpfe und Strumpfhosen, Schuhlöffel mit langem Griff, Knöpfhilfen, Reißverschlusshilfen und Spezialscheren. Für die Arbeit in Küche und Haushalt stehen unter anderem speziell gewinkeltes Besteck, Besteckgriffe, Becher mit zwei Henkeln, speziell geformte Greifflächen, Saugfuß für den einhändigen Gebrauch oder Verschlussöffner zur Verfügung. In der Dusche und im Badezimmer erleichtern Ihnen beispielsweise ein rutschfester Duschstuhl, ein Badewannenbrett mit Handgriff, ein Badewannensitz oder -lift, Stützgriffe neben Waschbecken oder WC oder eine Toilettensitzerhöhung das Leben.

Wenn Sie Probleme haben, sich nach dem Duschen oder Baden den Rücken einzucremen, helfen Auftraghilfen für Creme oder Lotion. Diese haben lange Griffe, was die Körperpflege erheblich erleichtert. Kämme und Bürsten mit langen und gewinkelten Griffen bringen den Betroffenen ein Stück Selbstständigkeit zurück. Ein Haartrockner mit Ständer kann helfen, wenn der Föhn nicht mehr gehalten werden kann. Wenn es Ihnen unmöglich ist, beim Waschen die Füße oder den Rücken zu erreichen, stellt ein Schwamm mit langem Handgriff die Lösung des Problems dar.

ANHANG

Glossar

Abduktion: Wegführen vom Körper, z. B. Abspreizung des Arms

AC-Arthrose: Arthrose im Schultereckgelenk

AC-Gelenk (ACG): Schultereckgelenk, wird vom äußeren Schlüsselbeinende und dem inneren Anteil des Schulterdaches gebildet

Adduktion: Heranführen an den Körper (z. B. des Arms)

AHB: Anschlussheilbehandlung; schließt sich direkt an eine Krankenhausbehandlung oder Operation an

Akupunktur: Anwendung von Nadeln zu Heilzwecken

akut: plötzlich auftretend, schnell und heftig verlaufend

alternierend: abwechselnd

ambulant: Kurzaufenthalt im Krankenhaus oder beim Arzt; man kann am selben Tag oder zumindest innerhalb kurzer Zeit nach einem Eingriff wieder nach Hause gehen

Analgetikum: schmerzlinderndes Arzneimittel

Anamnese: Erhebung der Krankengeschichte eines Patienten.

Anatomie: Lehre von der Gestalt und Struktur des menschlichen Körpers und seiner Organe

Arthritis: Gelenkentzündung

Arthrose: Verschleißerkrankung der Gelenke

Arthroskopie: Gelenkspiegelung; allgemein die Inspektion eines Gelenkes mit einem optischen Gerät wie durch ein Schlüsselloch

Autoimmunkrankheit: Überbegriff für Krankheiten, deren Ursache eine überschießende Reaktion des Immunsystems gegen körpereigenes Gewebe ist

Bakerzyste: Ausstülpung der hinteren Kniegelenkskapsel; kann durch Umfangzunahme zu Beschwerden, Schmerzen und Bewegungseinschränkung in der Kniekehle führen

Balneotherapie: Therapieform mit Wasser aus Heilquellen insbesondere mit im Unterschied zu normalen Wasseranwendungen höherem Gehalt von gelösten Stoffen, z. B. an Mineralien, Kohlensäure, Sole, Schwefel und auch radioaktiven Elementen

Bänder: verbinden an den Gelenken die Knochen des Skeletts; bestehen aus Kollagen

Biopsie: operative Entnahme einer Gewebeprobe
Bizeps: Oberarmmuskel, der sich am oberen Ende sich in zwei Teile teilt
Bouchard-Arthrose: Arthrose der Fingermittelgelenke
Chondropathie: Erkrankung oder Beschädigungen am Knorpel
Chondroplastik: Knorpelglättung, bei der kranke Knorpelanteile und knöcherne Anbauten entfernt werden
Chondrozyt: Knorpelzelle
chronisch: langwierig, länger andauernd, sich langsam entwickelnd
Chronische Polyarthritis: Entzündungen und fortschreitende Zerstörung in vielen Gelenken. Synonyme Begriffe: Rheumatoide Arthritis
Clavicula: Schlüsselbein
Compliance: Bereitschaft von Patienten zur Mitarbeit bei diagnostischen und therapeutischen Maßnahmen, z. B. auch die Zuverlässigkeit, mit der ärztliche Anweisungen befolgt werden.
Computertomographie (CT): Röntgenverfahren mit computergestützter Bildverarbeitung, bei dem ein Computer eine Vielzahl von in verschiedenen Winkeln angefertigten Röntgenaufnahmen zu scheibenartigen Bildern zusammensetzt
Cortison: ein Hormon, das in der Nebennierenrinde produziert wird und auch bei Arthrose wegen seiner hohen Wirksamkeit gespritzt wird
COX-1: Cyclooxygenase-1; Enzym, das die Bildung von Prostaglandinen, die wichtige Schutz- und Regelungsfunktionen im Körper erfüllen (z. B Schutz der Magenschleimhaut), unterstützt
COX-2: Cyclooxigenase-2; Enzym, das die Bildung von Prostaglandinen, die hauptsächlich für Schmerzen und Entzündungen verantwortlich sind, anregt
Coxarthrose: Arthrose des Hüftgelenks
cP: chronische Polyarthritis
Diagnose: das Erkennen einer Krankheit durch den Arzt
Differentialdiagnose: Abgrenzung einer Krankheit von anderen ähnlichen Erkrankungen
Distal: die Seite einer Extremität, die vom Körper weg zeigt; der knieseitige Teil des Oberschenkelknochens ist der distale Teil, wie auch der ellenbogenseitige Teil des Oberarmes
Dysplasie: Fehlstellung, Fehlbildung, Fehlentwicklung
Elektrotherapie: Therapie mit elektrischen Strömen
Endoprothese: Künstliches Gelenk aus Fremdmaterial, das die Funktion eines operativ entfernten Körperteils, z. B. eines Hüftgelenks einnimmt
Endoprothesenpass: Dokument, in dem

wichtige Informationen über das Kunstgelenk enthalten sind

Endoskopie: Instrument zur Untersuchung und operativen Behandlung von Körperinnenräumen

Enzym: Stoff, der biochemische Reaktionen ermöglicht und beschleunigt

Erguss: Flüssigkeitsansammlung in Körperhöhlen

Evidence based medicine: Patientenversorgung auf der Basis wissenschaftlich belegter Forschungsergebnisse

Fango: Heilschlamm, gewonnen aus Thermalquellen oder vulkanischen Ursprungs; fördert die Durchblutung der Muskulatur und löst somit Verspannungen

Femur: Oberschenkelknochen

Fibula: Wadenbein

gastrointestinal: den Magen-Darm-Trakt betreffend

GDB: Grad der Behinderung

Gelenkarthroskopie: minimal-invasiver, arthroskopischer Eingriff am Gelenk, bei dem eine Knorpelglättung, die Lösung von Verwachsungen, die Entfernung von freien Gelenkkörpern und/oder die Entfernung entzündeter, schmerzhafter Gelenkinnenhaut durchgeführt werden kann

Gelenkkapsel: eine meist durch Bänder verstärkte Struktur mit derber Oberfläche; die inneren Anteile sind in der Lage, die Gelenkflüssigkeit (Synovialflüssigkeit) zu produzieren

Gelenkknorpel: die Knorpelschichten, die sich an den am Gelenk beteiligten Knochen befinden

Gelenkspiegelung: siehe Arthroskopie

Glukosamin: körpereigene Substanz und wichtiger Baustein des Gelenkknorpels

Gonarthrose: Arthrose des Kniegelenks

Hallux rigidus: Arthrose des Großzehengrundgelenks; Ursache kann der Hallux valgus, eine Zehenfehlstellung sein

Hallux valgus: Zehenfehlstellung; die Großzehe weist im Grundgelenk nach außen und die Zehe selbst nach innen

HD: Hüftdysplasie

Heberdenarthrose: Arthrose der Fingerendgelenke

Hüftkopfnekrose: Absterben von Teilen des Hüftkopfes; in der Folge kann es zu einer Hüftgelenksarthrose kommen

Humerus: Oberarmknochen

Humeruskopfnekrose: Absterben des Knochens des Oberarmkopfes aus unbekannter Ursache

HWS: Halswirbelsäule

Hyaluronsäure: Hauptbestandteil der Gelenkflüssigkeit, wirkt als Schmiermittel bei allen Gelenkbewegungen

Hydro-/Balneotherapie: Behandlungsform mit Wasser aus Heilquellen

Hypoplasie: Unterentwicklung

I. M.: intramuskulär

I. V.: intravenös
Immunsystem: körpereigene Abwehr
Indikation: Grund, eine medizinische Maßnahme zu ergreifen
indiziert: medizinisch sinnvoll, angezeigt
Injektion: Einbringen von Flüssigkeiten, insbesondere von Medikamenten über eine Hohlnadel (Injektionskanüle) in den Körper
Interimsprothese: Erstversorgungsprothese insbesondere nach einem Unfall
Interleukine (IL): sind Cytokine, die Krankheitserreger oder auch Tumorzellen bekämpfen
Intervallbehandlung: Therapie mit regelmäßigen Behandlungspausen
Ischias: längster Nerv des Körpers, der in der unteren Wirbelsäule beginnend in einem fingerdicken und hochempfindlichen Strang in der Rückseite des Beines bis zum Fuß verläuft
isometrische Übungen: schonender Muskelaufbau durch An- und Entspannen der Muskulatur
Kalkschulter: Erkrankung von Sehnen im Schulterbereich mit Verkalkungen der betroffenen Sehne
Kernspintomographie: Schnittbildverfahren, das mithilfe eines starken Magnetfeldes die Verteilung von Gewebe unterschiedlichen Wassergehalts im Körperinneren darstellt; damit gelingt u. a. eine genaue Beurteilung des Gelenkknorpels, der Bandscheiben, der Menisken im Kniegelenk und der Bandstrukturen sowie bereits sehr früher Veränderungen des Knochens. Dabei wird keine Röntgenstrahlung verwendet, sodass keine Strahlenbelastung für den Patienten entsteht
KG: allgemeine Krankengymnastik
Kollagen: faseriges Gerüsteiweiß, kommt im Bindegewebe, Knorpel, Knochen, Sehnen, Haut vor
Konservativ: jede Behandlung ohne Operation; z. B. Krankengymnastik, Physikalische Therapie
Kontraindikation: Beschreibung, wann ein bestimmtes Produkt nicht zur Anwendung gelangen darf
Kortikal: harter Teil des Knochens
Glukokortikoide: Medikamente, die dem Nebennierenrindenhormonen ähneln (Cortison etc.)
Läsion: Verletzung
lateral: seitlich, d.h. an der Außenseite eines Körperteils, z. B. dem äußeren Knie
Lavage: Gelenkspülung
Leukozyten: weiße Blutkörperchen
Luxation: Verrenkung oder Auskugelung eines Gelenks
LWK: Lendenwirbelkörper
LWS: Lendenwirbelsäule
Lymphdrainage: spezielle Massage entlang der Lymphbahnen, bewirkt, dass im

Gewebe befindliche Flüssigkeit schneller abfließen kann

Magnetresonanztomographie (MRT): siehe Kernspintomographie

Massagen: Therapieform der manuellen Therapie

medial: innere Seite eines Gelenkes, z. B. Innenseite des Kniegelenkes

Meniskus: scheiben- oder ringförmiger Zwischenknorpel; im Kniegelenk trägt der Meniskus etwa 45 % des Körpergewichts

MRI: siehe Kernspintomographie

MRT: siehe Kernspintomographie

Nekrose: Gewebstod, Absterben von Zellen

nicht-steroidale Antirheumatika (NSAR): Nicht-steroidale Antirheumatika; Medikamente, die schmerzstillend und entzündungshemmend wirken. Nicht-steroidal bedeutet, dass kein Cortison enthalten ist

O-Beine: O-förmige Verformung der Beine in Höhe des Kniegelenks, entweder angeboren oder im Rahmen eines Verschleißprozesses mit Abnutzung des Knorpels im inneren Abschnitt des Kniegelenks; siehe Varusgonarthrose

Ödem: Anschwellung eines Gewebes durch stärkere Wasseransammlung

Omarthrose: Arthrose des Schultergelenks

Orthese: Hilfsmittel, das als Stützapparat außen am Körper getragen wird

Orthokin-Therapie: aus dem eigenen Blut wird im Labor ein bestimmter entzündungshemmender Wirkstoff angereichert und dann in das betroffene Gelenk gespritzt

Orthopädie: Lehre von den angeborenen und erworbenen Erkrankungen und Verletzungen des Bewegungs- und Stützapparates

Ossifikation: Bildung von Knochengewebe

Osteoarthrose: Arthrose

Osteoblasten: Zellen, die für die Knochenbildung verantwortlich sind

Osteochondrosis dissecans (Osteochondrose): Erkrankung der unter dem Gelenkknorpel liegenden Knochenzone, in deren Folge es zur Beschädigung des Gelenkknorpels kommen kann

Osteologie: Lehre von den Knochen bzw. vom Skelettsystem

Osteophyten: wulstartige Knochenvorsprünge am Rand der Gelenkflächen

Osteotomie: operative Durchtrennung des Knochens um Fehlstellungen auszugleichen

Patella: Kniescheibe

Pathogenese: Entstehungsweise krankhafter Veränderungen

Pathophysiologie: Lehre von den krankhaften Lebensvorgängen und gestörten Funktionen im Organismus

Physiotherapeut: Krankengymnast
Phytotherapie: Anwendung von Pflanzen zu Heilzwecken
Polyarthrose: Arthrose, die an mehreren Gelenken (z. B. an den Fingergelenken) oder an verschiedenen Gelenken (also z. B. Hüfte, Knie, Schulter) gleichzeitig auftritt
postoperativ: nach der Operation
posttraumatisch: nach einem Unfall entstanden
präoperativ: vor der Operation
Prednison: synthetisches Glukokortikoid, Vorstufe von Prednisolon
Pridie-Bohrungen: Anbohrung von Knorpeldefekten, um die darunter liegende Knochenschicht zu durchbrechen und das Einsprossen von Blutgefäßen und damit eine Regeneration des Gewebes durch Ersatzknorpel zu ermöglichen
primär: anfänglich, ursprünglich
Primäre Arthrose: Missverhältnis zwischen Belastung und Belastbarkeit des Gelenkknorpels
progredient: fortschreitend
Proinflammatorisch: Entzündungsprozesse fördernd
Prophylaxe: Vorbeugung
Proteoglykane: Bestandteil des Gelenkknorpels
Prothese: künstlicher Ersatz eines Körperteils
Protonenpumpenhemmer, Protonenpumpen-Inhibitoren (PPI): Arzneistoffe, die die Bildung von Magensäure über die Hemmung der sog. Protonenpumpe in den Belegzellen des Magens unterdrücken
proximal: diejenige Seite einer Extremität, die zum Körper hin zeigt
Pseudoarthrose: Falschgelenkbildung; entsteht, wenn nach einem Knochenbruch der Bruch nicht verheilt und die Knochenteile zueinander beweglich bleiben
Punktion: gezieltes Setzen einer Nadel oder eines anderen spitzen Instrumentes
Radiatio: Bestrahlung
Remission: vorübergehende oder dauerhafte Rückbildung von Krankheitszeichen
Reposition: Einrenkung eines Gelenkes, beispielsweise der Schulter nach einer Ausrenkung.
Rezidiv: Rückfall
Rheumatoide Arthritis: chronische Polyarthritis (cP); entzündliche Erkrankung der Gelenkkapselinnenhaut (Synovialis)
Rheumatologie: Fachrichtung, die sich mit der Diagnose und Therapie chronischer Krankheiten des Bewegungsapparates beschäftigt
Rhizarthrose: Arthrose des Daumensattelgelenks

Röntgen: bildgebendes Verfahren; Knochen stellen sich im Röntgenbild sehr gut dar, während Muskeln, Bänder und Knorpelgewebe schlecht abzugrenzen sind

Rotatorenmanschette: Muskelmanschette, die die Schulter umgibt; sorgt für die Zentrierung des Oberarmkopfes in der Pfanne und ermöglicht so die Bewegungen der Schulter bzw. des Armes

sekundär: nachfolgend; z. B. eine Arthrose aufgrund einer Meniskusverletzung

Sekundäre Arthrose: Gelenkfehlstellungen, z. B. bedingt durch einen Unfall

Spondylarthrose: Arthrose der Wirbelkörper

Symptome: Beschwerden aufgrund einer Erkrankung etc.

Syndrom: Zusammenlauf verschiedener Krankheitszeichen zu einem bestimmten Krankheitsbild

Synovia: auch Synovialflüssigkeit; Gelenkflüssigkeit oder Gelenkschmiere

Synovialgelenk: Gelenk und Gelenkkapsel mit einer Gelenkhöhle, die die Gelenkflüssigkeit enthält

Synovialis: Gelenkschleimhaut

Systemische Erkrankung: erfasst den ganzen Körper

TENS: transkutane elektrische Nervenstimulation, eine Form der Schmerztherapie

TEP: Totalendoprothese

Tibia: Schienbein

Ulna: Ellenknochen

Ultraschall: wird zu Diagnosezwecken eingesetzt, arbeitet ohne Strahlenbelastung

Valgus: X-Bein

Valgusgonarthrose: Kniearthrose bei X-Beinigkeit.

Varusgonarthrose: Kniearthrose mit O-Beinigkeit.

Varus-Stellung: O-Beine

WHO: World Health Organization, Weltgesundheitsorganisation

X-Beine: X-förmiger Verformung der Beine in Höhe des Kniegelenks, entweder angeboren oder im Rahmen eines Verschleißprozesses mit Abnutzung des Knorpels im äußeren Abschnitt des Kniegelenks; siehe Valgusgonarthrose

Zytokine: siehe Cytokine

Wichtige Adressen

Deutsche Arthrose-Hilfe e. V.
Servicetelefon: 06831 946677
E-Mail: service@arthrose.de
www.arthrose.de

Vorrangiges Ziel aller Aktivitäten der Deutschen Arthrose-Hilfe ist es, ihren Mitgliedern und allen arthrosebetroffenen Menschen in Deutschland auf breiter Front zu helfen und beizustehen. Die Schwerpunkte der Vereinsarbeit sind persönliche Hilfe, Information und Forschungsförderung.

Viermal jährlich gibt die Deutsche Arthrose-Hilfe e.V. die offizielle Informationszeitschrift „Arthrose-Info" heraus. Einmal jährlich erscheint die „Gesamtausgabe Arthrose-Info". Schwerpunkte sind Informationen über die verschiedenen Arthrosearten, deren Diagnose und Behandlung sowie über die Möglichkeiten der Vorbeugung und Früherkennung.

Arthrose-hilfe.com
E-Mail: kontakt@arthrose-hilfe.com
www.arthrose-hilfe.com

Die arthrose-hilfe.com – eine unabhängige und neutrale Solidargemeinschaft – bietet Informationen rund um Rheuma/Arthrose und eine gesunde Ernährung, die auch bei Gicht, Osteoporose, Herz-Kreislauf-Erkrankungen, bei Diabetes, Allergien und andere Beschwerden hilfreich sein kann.

Deutsche Arthrose Stiftung
Kopernikusallee 56
75175 Pforzheim
Tel.: 07231 280005
E-Mail: sekretariat@deutsche-arthrose-stiftung.de
www.deutsche-arthrose-stiftung.de

Die Deutsche Arthrose Stiftung bietet Informationen zur Arthrose und zu deren Therapieformen an. Arbeitskreise und Projektgruppen befassen sich mit den verschiedenen Aspekten der Arthrose-Krankheit.

Deutsche Gesellschaft für Rheumatologie e. V.
Köpenicker Straße 48/49, Aufgang A
10179 Berlin
Tel.: 030 24048470
E-Mail: info@dgrh.de
www.dgrh.de

Die Deutsche Gesellschaft für Rheumatologie e. V. (DGRh) ist mit mehr als 1200 Mitgliedern die größte medizinische Fachgesellschaft in Deutschland im Bereich der Rheumatologie. Die Ziele der Gesellschaft sind die Erforschung rheumatischer Erkrankungen sowie der fachliche Austausch über wissenschaftliche Erkenntnisse und praktische Erfahrungen.

Die DGRh fördert wissenschaftliche Konzepte der Aus-, Weiter- und Fortbildung von Ärzten und Angehörigen medizinischer Assistenzberufe sowie der Schulung von Patienten. Sie sorgt so dafür, wissenschaftliche Erkenntnisse in angewandte Heilkunde zu übertragen. Die Information ihrer Mitglieder, der Ärzteschaft und der Öffentlichkeit über die Entwicklungen in der Rheumatologie ist wesentlicher Auftrag der DGRh.

Deutsche Rheuma-Liga
Sekretariat Bundesverband
Maximilianstraße 14
53111 Bonn
Tel.: 0228 766060
E-Mail: bv.neumann@rheuma-liga.de
www.rheuma-liga.de

Die Deutsche Rheuma-Liga ist eine der größten Selbsthilfeorganisationen im Gesundheitsbereich. Seit der Gründung im Jahr 1970 erhöhte sich die Zahl der Mitglieder auf 260.000. Angebote der Hilfe und Selbsthilfe für die Betroffenen, die Aufklärung der Öffentlichkeit und die Vertretung der Interessen Rheumakranker gegenüber Politik, Gesundheitswesen und Öffentlichkeit sowie die Förderung von Forschung sind vorrangige Aufgaben der Organisation.

Deutsches Arthrose Forum
www.deutsches-arthrose-forum.de

Das Deutsche Arthrose Forum ist ein Selbsthilfeforum für Arthrosekranke und deren Angehörige. Unterstützt wird das Projekt von der Deutschen Arthrose Stiftung.

rheuma-online
E-Mail: info@rheuma-online.de
www.rheuma-online.de

rheuma-online wurde im März 1997 als rheumatologische Informationsplattform im Internet gegründet und hat sich in diesem Zeitraum zur größten Website mit rheumatologischen Informationen und Services im deutschsprachigen Raum entwickelt. Die Philosophie von rheuma-online ist der Anspruch, auf einem hohen inhaltlichen Niveau fachlich fundierte, wissenschaftlich abgesicherte, regelmäßig aktualisierte rheumatologische Informationen in allgemeinverständlicher Form so darzustellen, dass sie nicht nur für Experten, sondern auch für Patienten und ihre Angehörigen lesbar sind und auch ein medizinisch nicht vorgebildeter Laie mit ihnen etwas anfangen kann.

Arthrose-Selbsthilfe
Am Mühlenberg 2
34587 Felsberg
Tel.: 05662 408851
E-Mail: fisseler@arthroseselbsthilfe.de
www.arthroseselbsthilfe.de

Es handelt sich um eine kleine Gruppe ehemaliger Arthrose-Patienten. Eine Selbsthilfegruppe, gegründet im Jahr 2000, die „Selbsthilfe“ wörtlich nimmt. Sie will die Erkenntnis verbreiten, dass Arthrose heilbar ist, besser gesagt „heilbar sein kann“, denn es liegt an jedem Teilnehmer selbst, ob er die neuen Erkenntnisse annimmt, umsetzt und anwendet

Viele Informationen bieten auch die verschiedenen Krankenkassen und privaten Krankenversicherungen auf ihren Internetseiten.

Informationen zu den Medikamenten bieten die Internetauftritte der einzelnen Pharmaunternehmen.

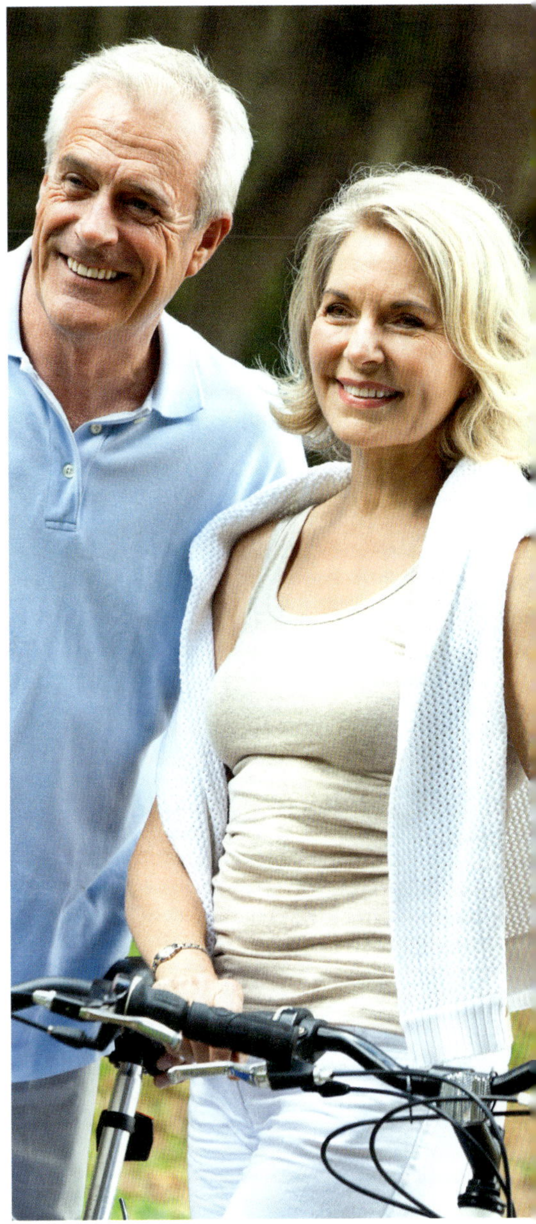

Register

Bibliografische Information der Deutschen Nationalbibliothek
Die Deutsche Nationalbibliothek verzeichnet diese Publikation in der deutschen Nationalbibliografie; detaillierte bibliografische Daten sind im Internet über http://dnb.ddb.de/ abrufbar.

ISBN 978-3-89993-631-5 (Print)
ISBN 978-3-8426-8400-3 (PDF)

Fotos:
Umschlag: Titelfoto: Corbis; vordere Umschlagklappe (innen): Monkey Business – Fotolia.com
123rf.com: Dmitriy Shironosov: 18; Alexander Gospodinov: 58; Heike Rau: 60; Wavebreak Media Ltd: 69, 94; Nyul 89; Svetlana Kolpakova: 104; Massman: 108; Elena Elisseeva: 116; Tobi: 133; Corinna Gissemann: 139
Fotolia.com: Bilderzwerg: 22; Robert Kneschke: 25, 31; JPC-PROD: 27; Yuri Arcurs: 38; Sven Bähren: 40; Zarathustra: 43; Fovito: 50; Mara Zemgaliete: 55; blende40: 57; Heike Rau: 62; WavebreakMediaMicro: 67; Rob Byron: 70; Kreativwerden: 72; Patrizia Tilly: 92; britta60: 98; Sarsmis: 102, 105; Fooddesign: 106; Alena Kovalenko: 107; Yevgeniya Shal: 109; Xjrshimada: 110; Maria Brzostowska: 112; Eva Gruendemann: 119; Shawn Hempel: 120; Heike Rau: 121; Robynmac: 123; Barbara Pheby: 125; Marco Mayer: 127; Matthias Haas: 128; JJAVA: 129; Womue: 131; Hannes Eichinger: 132; Philip Date: 134; Maksim Shebeko: 135; bit24: 137; joanna wnuk: 140; eb-picture: 145; Darren Baker: 157
iStockphoto.com: diego cervo: 29; kai koehler: 78; Daniel Gilbey: 114
Luitgard Kellner: 12
MEV: 9, 100
Ormed GmbH: 143
S. Henker: 15
Ingo Wandmacher: 111, 113, 115, 117, 130
Zimmer.com: 76, 81, 84

Hans-Böckler-Allee 7, 30173 Hannover
www.schluetersche.de

Lektorat: Dagmar Fernholz, Köln
Covergestaltung: Kerker + Baum Büro für Gestaltung, Hannover
Innengestaltung: Groothuis, Lohfert, Consorten, Hamburg
Satz: Die Feder Konzeption vor dem Druck GmbH, Wetzlar
Druck und Bindung: Grafisches Centrum Cuno GmbH & Co. KG, Calbe
Hergestellt in Deutschland.